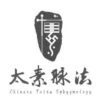

太素脉法
Chinese Taisu Sphygmology

思维导图

太素脉法

陈云鹤 著

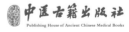

中医古籍出版社
Publishing House of Ancient Chinese Medical Books

图书在版编目（ＣＩＰ）数据

太素脉法思维导图 / 陈云鹤著. — 北京：中医古籍出版社，2023.9

ISBN 978-7-5152-2743-6

Ⅰ.①太… Ⅱ.①陈… Ⅲ.①太素脉－研究 Ⅳ.① R241.1

中国国家版本馆 CIP 数据核字（2023）第 158943 号

太素脉法思维导图

陈云鹤　著

策划编辑　杨淑媛
责任编辑　李　淳　吴　頔
封面设计　静　颐
出版发行　中医古籍出版社
社　　址　北京市东城区东直门内南小街 16 号（100700）
电　　话　010-64089446（总编室）　010-64002949（发行部）
网　　址　www.zhongyiguji.com.cn
印　　刷　三河市中晟雅豪印务有限公司
开　　本　710 毫米 ×1000 毫米　1/16
印　　张　16.75
字　　数　200 千字
版　　次　2023 年 9 月第 1 版　2023 年 9 月第 1 次印刷
书　　号　ISBN 978-7-5152-2743-6
定　　价　148.00 元

作者简介

陈云鹤，男，祖籍浙江，1958 年生于成都，正一派道士，道名大翔。世界中医药学会联合会脉象研究专业委员会常务理事、专家顾问；丹道养生专业委员会副会长；四川省广元市政协常委、四川省广元市剑阁县政协常委；四川省道教协会副秘书长、四川省广元市道教协会会长、四川省广元市剑阁县道教协会会长、四川省广元市剑阁县普安镇鹤鸣山鹤鸣观当家、四川省通中传统医药研究所所长；成都太素堂、广元太素堂、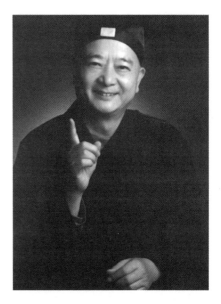剑阁太素堂堂主，因积年修习道家内丹术和道门太素经脉医学而成为四川省非物质文化遗产太素脉法传承人。

云鹤道长的学医求道之路

　　陈云鹤道长 16 岁在四川葛仙山结缘道教修炼隐仙派游宗发道长，受其点化，开始传承神仙道——内丹术，方仙道——丹药，巫仙道——沟通天地、祛病、消灾、祈福等法箓咒诀，当炼养道门桩功、静功、内丹术达到小有所成后，在游道长的循循善诱之下转入道门太素经脉医学。陈云鹤道长得游宗发道长秘传太素脉诀及道门九宫针法、九宫用药、九宫刮痧、九宫点穴、九宫拔罐，对子药。

　　陈云鹤道长 20 岁时在四川成都师从刘子华博士学习河图、洛书、阴阳、

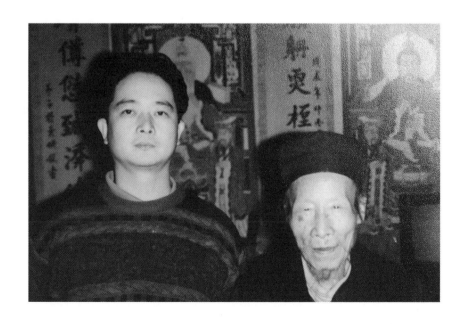

五行、太极、八卦、九宫及《宇宙八卦论与现代天文》，从中悟出了宇宙模型与太素脉诀理论模型之间的关系，进一步诠释了太素脉诀与太阳系，乃至银河系的内在联系，为精准把脉、九宫针灸、九宫用药找到了依据。

在刘子华博士家中，陈云鹤道长偶遇四川名老中医、民间祖传古中医李绪辉老师，受到了李老的点拨，随后拜李老为师，学习《黄帝内经》《伤寒论》、郑钦安扶阳理论，从《汤液经》到"仲景方"，再到"对子药"。经李绪辉老师引荐，陈云鹤道长拜见贾题韬教授，随即拜贾老为师，得贾老亲传道家四玄，即《周易》《老子》《庄子》、内丹术。

贾老在讲解《周易》《老子》《列子》《庄子》、内丹术时，上至远古伏羲，下至当代科技，纵横八千余年的道家文化，旁征炎帝"神农尝百草"、《黄帝内经》《行炁玉铭》《龙虎真经》《参同契》《黄庭经》《百字碑》《悟真篇》《无根树》，博引鬼谷先生之道与《阴符经》之至理、《战国策》《孙子兵法》，使得云鹤道长终身受用！

在后续行医的过程中，云鹤道长又接触到了民间脉法高手赵半仙（赵学健）和福生道长（罗明山道长的入室弟子与恩师弟子），并向两位老师学习脉法，从而印证了游道长所传太素脉法的正确性。云鹤道长将其所学的太素脉法归纳整合，形成了今天独有的太素九宫脉法。

35岁时，云鹤道长师从民间道士黄明安，学习草药、拔罐。黄明安道长人称黄大爷、黄药师，常用拔罐方法治疗心脏病、偏瘫、中风后遗症，堪称一绝；草药、丹药，用药出神入化；云鹤道长在黄道长处幸得用药秘诀、改良版搜风散秘方、吕祖丹秘方、拔罐秘诀。

后来陈云鹤道长在上海拜道教正一派的陈莲笙大师为师，授予度牒，成为道教正一派弟子，并成为陈大师的关门弟子。云鹤道长得陈莲笙大师二字箴言，一为"静"，一为"善"，以善为乐，以静养生。

云鹤道长通过多年修习，最终完成了传承之旅的目标，寻找到了传统文化的根源——河图、洛书、内丹术！

在多年的传承与学习中，云鹤道长以道家文化炼养内丹术为始，旁及诸家学说，终于从形而下的器上升为形而上的道。他从道家人天观出发，以河图、洛书、阴阳、五行、太极、八卦、九宫、日月为宇宙模型，提出太素脉诀的理论：观脉之道，执脉之行，五定尽矣！

云鹤道长首次提出五定：一曰定位，二曰定形，三曰定性，四曰定量，五曰定时空，从而使神秘的太素脉诀病理部分易学、易掌握（五天即可学会把脉）、易运用、易与针药结合，为辨证施治找到依据。太素脉诀器质性脉法是可量化和标准化的脉法，是对中医脉诊瓶颈的突破。太素脉诀器质性脉法部分内容传之于世，弥补了王叔和《脉诀》、李时珍《濒湖脉学》中的不足。

云鹤道长在传承的基础上，从内丹术的炼养中发现人身的奇经十一脉以及精、炁、神、三魂、七魄的具体定位，从而对道门医学理论、脉法、用药、炼养等方面进行了全新且系统的诠释与整合，并提出了与太素脉法相对应的治病理论——道门医学通中论。道门医学通中论基于人体的有形系统与无形系统、有形管道与无形管道建立而成。

近代大医家张锡纯认为，一部《黄帝内经》是道门写给世医看的，道门内部另有所传。云鹤道长在道门内部传承的基础上，解构了"奇恒之腑"，重构了"七脏九腑"之说。

对"奇恒之腑""七脏九腑"解构与重构的核心思想是以日月为理论模型，纳脑、髓为脏为腑，男性纳外肾、前列腺为脏为腑，女性纳卵巢、子宫为脏为腑，在五行的基础上增加了日和月，在五脏的基础上增加了脑、外肾和卵巢。因此就有了日月五行的模型，有了"七脏九腑"的说法，丰富了中医理论，使诊断和治疗更加精准、有效。

云鹤道长通过自学生物物理学、细胞生物学、生物化学，结合内丹术的炼养，提出了炁的本质即离子——带电离子流，经络的本质即成孔蛋白质，以此写成的两篇文章"炁的本质探讨""经络本质的探讨"发表在《老子学刊》（两篇文章在本书附）。

云鹤道长多次远赴海外进行主题文化交流与展演，在"一带一路"建设中发挥了积极作用，促进了中西文化交流。其讲座课程及公益活动被韩国电视台、东方卫视及《四川经济报》《天府早报》《格调》杂志社等报道，多次受邀远赴荷兰、德国、法国、澳大利亚、新西兰等国家作为"道门医学太素脉诀"专家进行道门医学讲座并弘扬道家传统文化，其生动的演讲和示范受到一致好评，帮助海内外华人找到了文化自信。

云鹤道长常年在广元的鹤鸣山和成都，向国内外中医学者和道门医学爱好者传授太素脉诀，并在成都筹建了太素堂（太素脉诀传习所），在培养中青年传承人的同时，向社会公众提供脉诊服务。

多年的传承与创新，既是寻道之旅，亦是寻根之旅，既是传授脉诀之旅，亦是回归传统文化之旅，云鹤道长最终找到了中国文化的根源，增强了文化自信。无论在何时何地，他崇尚上善若水，从来都是淡定从容，不卑不亢，淋漓尽致地体现着中国人的谦虚与睿智。

目 录

太素脉法入门篇

太素脉法基础篇

太素脉法实践篇

附 录

绪　言

　　《太素脉法思维导图》是《太素经脉医学》的姊妹篇。我在这本《太素脉法思维导图》中以"守正创新"的精神，用创新的思维导图方式，讲述源自道医传统的太素脉法。何为"守正创新"？我们不但要从道门传统文化的深层逻辑入手，从守护并影响中华上下五千年的道医文化原创入手，而且要用新的认知、新的思维、新的理论、新的方法、新的逻辑系统去解释和发展我们优秀的道医传统文化，这可谓真正的"守正创新"，这便是我的初心。正如太素二字，出自《列子·天瑞》篇，文曰："子列子曰：昔者，圣人因阴阳以统天地。夫有形者生于无形，则天地安从生？故曰：有太易，有太初，有太始，有太素。太易者，未见气也；太初者，气之始也；太始者，形之始也；太素者，质之始也。气形质具而未相离，故曰浑沦。"[1]

　　天地万物的产生过程有太易阶段、太初阶段、太始阶段、太素阶段。所谓太易，是指没有出现元气时的状态；所谓太初，是指元气开始出现时的状态；所谓太始，是指形状开始出现时的状态；所谓太素，是指有形有质出现时的状态。

　　反映在人的身体上，亦是如此，在脉象上也是如此——从太素质点入手而探太始、太初、太易的先天状况。在手上寸关尺中，关为太极，太极

---

[1]　景中译注. 列子. 北京：中华书局，2007：5-6.

生两仪，分阴分阳，寸为阳，尺为阴，知阴知阳即知把脉之道。

可见太素脉法是古脉法，其运用"道法自然、天人合一"的哲学思想，以"河图、洛书"为依据，推演出"八卦、九宫、阴阳、太极、五行"为宇宙模型，从而建立一套具有定位、定形、定性、定量、定时空的道医脉法诊断系统。

如此，太素脉法才能找到最佳把脉解决方案，驭繁于简，上联天象，下接地利（理），中通人事，让脉象回到九宫，从无到有，从有到无，即从无为到有为，从有为到无为，最后是无所不为。此为道家的"道生一、一生二、二生三、三生万物、万物归一"之理——把一脉而知百脉、知千脉，返而归一。

长期以来，太素脉法仅在道门中流传，由于历史原因，部分散落于民间。文字记载始见于隋唐时期由杨上善道长著的《黄帝内经太素》。明代时期，青城山道长张太素著《太素脉诀》，弘扬了太素脉法。如今，作为太素脉法非物质文化遗产传承人，本人传承的脉法体系，主要是由恩师游宗发道长亲自传授的丹医太素九宫脉法，另外一部分由道医罗明山道长一脉传授，以精准诊断疾病为特点，不依靠西医化验、现代仪器检测，便于漏诊误诊。

此书为本人几十年来的行医、临床实践与思考总结。

本书要旨，是将隐传于道门之中的太素脉法，以思维导图的特别形式，介绍给社会大众及中医专业人士，由繁入简，将太素脉法古老的传承渊源、独特的诊断方法、精准的诊断能力、现代人的学习体验融会贯通、清晰呈现，让读者对这一长期不为人知、仅在小范围内流传的脉法能有更直接、更简洁的认识。为了让广大读者更好地理解，本人在概念上结合了中医的证、症和西医的病。

一般而言，中医脉诊的传承主要来自王叔和的《脉诀》。到了明代，李时珍结合了王叔和与张紫阳的脉法，形成了我们今天所了解的《濒湖脉法》。在中医脉界，对濒湖脉法常有"心中了了，指下难明"之说。诊断不清楚，用药处方就不精准，疗效就大打折扣，这是因为濒湖脉法大部分为功能性脉法，只能大致诊断出疾病的表、里、虚、实、寒、热、阴、阳，不能确切定位疾病（诊断和直指疾病位置），如今还需西医的现代仪器检测，出化验单，才能大致诊断疾病，再依据西医的诊断处方用药。这不能不说是一种悲哀。

太素脉法和濒湖脉法相比，有以下三个明显的区别：

第一个显著区别就是思维模式的不同。

太素脉法以第一思维为主，凭触觉，不用思辨，即可断病，标准一致，简单易学。

濒湖脉法使用第二思维，强调感觉，不用触觉，标准不一。再加上濒湖脉法只诊一根脉，很多疾病无法诊断出来，如大脑、脊柱、甲状腺、扁桃体、乳腺、卵巢、子宫、输卵管、前列腺、输精管、胃的炎症点及溃疡、刀疤等，而这些都是太素脉法的专长所在。

第二个显著区别是诊断体系的不同。

太素脉法以器质性脉法为特点，功能性脉法为深入，首先是"寸关尺"位置与濒湖脉法不同，其次是"诊脉体系"迥然不同。

太素脉法要把三条脉——"人脉、天脉、地脉"，比濒湖脉法多出两根脉的信息。其中，人脉为血脉，天脉与地脉为炁脉。更重要的是，炁脉中还分阳炁脉和阴炁脉，天脉为阳炁脉，地脉为阴炁脉。

在经络理论基础上，太素脉法能从这三根脉上诊断出人体所有的脏腑、器官、组织、管道等细微病变，其中就包括器质性病变和功能性病变。

第三个显著区别是，太素脉法的科学性与诊断的标准统一性是濒湖脉法不能达到的。

太素脉法是科学的，可以被不同的人反复验证；太素脉法也是标准的，不同的医生学习后，对同一位患者进行诊断，都可以得出相同结论，而这些结论也可以通过现代医学手段进行验证（如影像）。当然，现代医学还不够先进而无法检测的部分除外（比如一些功能性而非器质性的变化）。

对于太素脉法的精确性，特别是对临床诊断的意义，本人的弟子们也做出了丰富的经验分享，未来有机会将为读者们进行呈现。这些弟子中，包括临床多年、经验丰富的专业中医师以及中医研究者，也有来自各行各业的中医爱好者，其中不乏不断实践深入、成为拥有行医资格的各界人士。他们在对太素脉法的学习与实践中，切身体会到了道医传统的精华与博大。

中医的发展曾经在 20 世纪上半叶遭遇毁灭性打击。1929 年，当时国民政府卫生机构主管部门负责人余云岫曾提出"废禁中医案"，提倡全面西医化，推出了一系列贬低中医、切断中医传承的手段，包括"废医存药"、限制中医师行医资格、禁止报纸杂志宣传介绍中医、老一辈中医去世后不得培养年轻一代中医等。由此可见，源自中国本土文化精髓的中医药在 20 世纪命运多舛，多次面临传承危机与青黄不接的局面。所幸的是，国民政府的妄举引发全国中医界的愤怒，有识之士团结一致，奋起抵制，以"提倡中医以防文化侵略""提倡中药以防经济侵略"为口号，呼唤社会各界舆论与民心支持，迫使国民政府改变立场。到了今天，中医药已得到国家扶植支持，面临的则是全新的挑战：无论是中医，还是民间道医，都背负着让中医药在中国乃至全世界发扬光大、造福人类的责任与使命。

现代中医在脉诊上遇到了瓶颈，失去了传承，在诊断上常被影像资料、化验单牵着走，缺少自己的诊断，让我们看不到中医的自信。这一趋势是在废医存药，如此发展下去迟早要对中医产生巨大的伤害。此外，如今只剩下极少数医生有能力正确使用脉诊为病人做诊断。脉诊是中医的灵魂，而今却"失魂落魄"了。此情此景，使得本人深感遗憾与痛心，才生出向大众分享太素脉法的决心。很多人在道门外学习太素脉法，彷徨如流浪几千年，虽然每每应验，仍有疑惑，所以还是应当回到上古道家的原创，回到天象，回到宇宙模型。总而言之，道家的认知、思维、宇宙模型、深层逻辑，无论何时使用，总是历久弥新，至今仍处于时代的前沿，为道家人的守正创新提供了最有力的帮助。

望本书的"太素脉法思维导图"可以福泽更多受众，特将太素脉诀的心法在开篇分享：

道法九宫，脉分三才；

七脏九腑，各自分明；

病在脉显，病去则无；

以炁吸脉，弹拨自如；

天地人脉，龙虎中柱；

五定之法，巨细纷呈；

三魂七魄，无形有形；

传与有缘，共济苍生！

序 一

癸卯正月，余正游学徜徉于福莆仙山之中，途中接到蜀地陈云鹤道长发来的信息与书稿《太素脉法思维导图》。云鹤道长诚恳希望余能够为此新作撰序。路途翻阅之余，脑海中不禁回想二三十年前负笈入蜀求学时，曾经接触过有关太素脉的历史文献，略知太素脉法来龙去脉，遂允诺写篇读后杂感。

道教与中国传统医学结合的程度之深，关系之密切，在世界医学史和宗教发展中都是极其罕见的。医道同源，相互熔铸，共成中华传统医药文化之大成，这是中华医学文化发生学的一大底色与特征。这主要是由于历史渊源的关系，早期的巫术、方仙道就有巫术与医学、方术与医学紧密联系的历史传统，这一历史传统自然为早期正一道和后来的全真道等诸多道派所继承和发扬。但更为重要的一点是：道教在创始、发展过程中奉行的是一条以医传教、借医弘道的立宗创教模式。早期道教的创教活动实际上分两部分，一部分是创造宗教经典即宗教教义、教理的建构；另一部分是教团组织发展。在这两方面的创教活动中，传统医学思想和医疗技术都曾发挥过"助道宣教"的作用。以《黄帝内经》为代表的传统医学思想在早期道教教义、教理的形成、建构过程中发挥过积极的指导作用，这从传统医学思想对早期道教的几部重要经典如《老子道德经河上公章句》《老子想尔注》《太平经》的影响上就能看出来。道教这种以医传教、借医弘道的创教模式，不仅为早期道教各派所普遍采纳，而且后起的一些新道派如金元之际新起的全真教、大道教、太一教在创立过程中也曾将医术作为立宗创派、扩大教势的一条重要途径与方略。

陈垣先生在《南宋初河北新道教考》中曾对全真教何以令"人民之信服"的原因做过一番分析，云："然全真何以能得人信服乎？窃尝思之，不外三端，曰：异迹惊人，畸行感人，惠泽德人也。""呜呼！全真家能攻苦，能治生，又能轻财仗义，济人之急，人民信服，至于讼狱者不之官府而之全真，斯其效大矣。"陈垣先生将金元之际全真道迅速崛起，"令人民信服"之原因，归结为全真家能以"异迹惊人""畸行感人"及"惠泽德人"这三个方面，然需进一步说明的是，行医施药也是全真家"济人之急"，使"人民信服"的重要因素之一。这不仅是全真教人"惠泽德人"的一个具体表现，也是全真立教的一个重要基础。

全真道重要文献《重阳立教十五论》中就将"合药"列为其中重要一条，予以明确阐述："药者，乃山川之秀气，草木之精华。一温一寒，可补可泻；一厚一薄，可表可托。肯精学者，活人之性命，若盲医者，损人之形体。学道之人，不可不通。若不通者，无以助道。不可执着，则有损于阴功，外贪财货，内费修真，不足今生招愆，切忌来生之报。吾门高弟，仔细参详。"王重阳告诫弟子修道必须通晓医学，因为医药乃是活人性命之术，精通医术药理就可济世活人，如其诗《鼓楼》云："黄昏拂晓角声哀，急鼓同祛疫疠灾。"若不通医药，则"无以助道"。全真道祖师王重阳还身怀医疗绝技，并以此来度化弟子入道。

道士或喜云游天下或隐居于远离市井的洞天福地，坐圜内炼，多习医以自救，这也是道教重视医药的一个重要原因。此外，道教认为修炼成仙必须做到功行双全，将各种炼养方术统称为"功"，并认为在炼功的同时应广泛行善施仁积德，即所谓"行"，只有做到"功行圆满"方能得道成仙，而行医施药自然是济世救人的一大功德。全真道祖师王重阳指出"救人设药功尤大""道人合伴，本欲疾病相扶"，并且警示初入道门之徒"长怀平等之心，人疴需要救护"。把研习医术、行医施药、救治病苦作为其实现真功真行的重要条件和主要内容，并且将其制订为全真道徒日常修行的戒律、准则来规范道门中人。这无疑也会促使道士自觉研习医术，将方药纳入道法之中，作为自救与救人的前提条件。王重阳的高足，全真遇仙派宗师马钰也精通医药，尤其擅长针灸之术，曾著有《马丹阳天星十二穴治杂病歌》。马钰之妻，后为全真道七真之一的孙不二携侄女孙又贞在崂山明道观潜修时，研究医药，著有《六合备急方》《乾坤二十四针》等医书，类似的有关道人擅长针灸之术的史料记载还有很多，不一而足。

由于道教内炼的特点以及出于自济与济人的需要，道门很重视修习脉学和针灸之术，这方面的史料记载甚多。由于内丹炼养是以人体为鼎炉，人体中的经络系统是精气循环烹炼的路径，脉学在道教内丹学中具有特殊地位。许多道教丹家都重视脉理研究，在内炼实践中对中华脉学有许多独到发微和创获。

稽考典籍文献，有关太素脉的发明流传，前有隋代杨上善《黄帝内经太素》首开其功，笔者三十年前忝列先师卿希泰先生门下攻读博士学位时，曾经考辨过杨上善、王冰、张紫阳、崔嘉彦等道人对中华脉学发展之贡献，现简要摘述一二。

杨上善，隋唐时期的著名医家，其籍贯、生卒年代，正史无载，这就给后人辨明其身份带来一定困难。关于其生平事迹，后人所著《医史》及徐春甫的《古今医统》都云杨上善曾担任过隋大业年间的太医侍御。按《古今医统》记载："杨上善，不知何郡人，大业中为太医侍御，名著当代，称神。诊疗出奇，能起沉疴笃疾，不拘局方，述《内经》为《太素》，知休咎。今世之云太素脉皆宗之，鲜有得其妙者。"据此可知，杨上善曾任隋朝太医侍御，不但医术精深，"能起沉疴笃疾""名著当代"。而且依据《旧唐书·经籍志》的载录，其著有《黄帝内经太素》三十卷、《黄帝内经明堂类成》

十三卷等医书，在《内经》研究方面独辟新径，自成一家。杨上善精通老庄，《旧唐书·经籍志》记云，杨上善还著有《老子注》二卷、《老子道德指略论》二卷、《略论》三卷、《庄子》十卷；《新唐书·艺文志》也称"杨上善注《老子道德经》二卷、又注《庄子》十卷、《老子指略论》二卷"。另据唐代杜光庭《道德真经广圣义》的记载，"太子司仪郎杨上善，高宗时人，做《道德集注真言》二十卷"。杜光庭是在追述历代注解《道德经》的情况下说的这番话，他指出，杨上善在唐初曾任太子司议郎，对《道德经》进行过注释，撰有《道德集注真言》二十卷行世。杜光庭生活在唐末，上距杨上善生活年代不远，其记述当为可信。

另从现今传世的、由杨上善撰注的《黄帝内经太素》一书的内容来分析，其对《黄帝内经》的注释带有鲜明的道家色彩。

首先，杨上善在书中凡引老子之言，则必恭称"玄元皇帝"，足见其崇尚道教之情谊。例如在阐释"上下则日月不明"条文时，云："君上情有于己，有私修德，遂不为德。玄元皇帝曰：下德不失德，是以无德。君之无德，则令日月薄蚀，三光不明也。""玄元皇帝"乃是唐代崇道皇帝高宗李治为老君加封的尊号，据此也可以推断杨上善生活于隋末唐初，《黄帝内经太素》极有可能是在唐初最后撰定的。其次，从杨上善注文的具体内容来看，杨上善常常以道教义理来对《内经》经文进行诠释，这在《黄帝内经太素》中比比皆是，仅举数例如下，从中我们就可以清楚地看到杨上善的道教医家本色：

"雷公曰：愿为下材者，勿满而约之。黄帝曰：未满而知约之，以为工，不可以天下师焉。杨氏注曰：摄生之道，材有上下，诊法成已，节约合理，得长生久视，材德之上，可为天下之师。诊法未能善成，故曰未满而能节而行，得为国师，是按脉而知病生所由，称之为工，材之不下也。"

"学之所以始。杨氏注曰：将学长生之始，须行导引，调于经脉也；工之所止也。杨氏注曰：欲行十全之道济人，可留心调于经脉，止留也。"

这种以长生、重生思想来阐发医理的例子还有许多。如在关于"是故五脏主藏精者也，不可伤。伤则守失而阴虚，阴虚则无气，无气则死矣"。这一医经时，杨上善以道教养生思想做了详尽诠释：

"五脏之神不可伤也，伤五神者，则神去无守，藏守失也。六腑为阳，五脏为阴，脏无神守，故阴也。阴藏气无，遂致死也。故不死之道者，养五神也。人皆怵惕思虑，则以伤神，悲哀动中，曰亡魂性，喜乐无极，神魄散扬，愁忧不解……恐惧惊神，伤精瘘骨，以千端之祸，害此一生，终以万品欲情，浇乱真性，仍服金石贵宝，摧斯易生之躯，多求神仙芳草，日役百年之命。昔彭聃以道怡性，寿命遐长，秦武采药求仙，早升霞气。故广成子语黄帝曰：来吾语汝，至道无视无听，抱神以静，形将自正也。必静必清，无劳汝形，无摇汝精，心无所知，神将守形，可以长生。故我修身千二百岁，人皆尽死，而我独存。得吾道者，上为皇，下为王；失吾道者，上见光，下为土。是知安国安人之道，莫大怡神，亡神亡国之灾，无出情欲。故岐伯以斯至道，上答黄轩，述千古之遗风，拯万叶之荼苦也。"

杨上善的《黄帝内经太素》在传统医学发展史上有着重要的地位。众所周知，《黄帝内经》一书的名称，始见于《汉书·艺文志》，自问世以来，由于"其文古，其理奥"，加之唐以前的古籍，多为简书、帛书，历代在传写过程中很容易出现佚失或损坏，造成文讹义失。及至隋唐，《内经》一书纰缪错乱已相当严重，急需校订、疏证和整理，而杨上善则是医史上最早进行这方面工作的三大医家之一。

杨上善有感于当时《黄帝内经》传本在内容和体例编排上的繁杂，使究习医理者陷于茫然无序、问津无门的弊端，将《素问》《灵枢》的一六二篇全部拆散，按其内容的不同性质，归纳为摄生、阴阳、人合、脏腑、经脉、腧穴、营卫气、身度、诊候、设方、九针、补养、伤寒、寒热、邪论、风论、气论、杂病十八个大类，并于每一个大类之下又分若干小类，详加注解，名之为《黄帝内经太素》，凡三十卷。是书在体例上自成体系，有纲有目，子目章句秩序井然，使原书在理论上更具系统性，便于习医者掌握《内经》理论要领。这种对《内经》进行分门别类的研究，杨上善实乃历史上的第一家，为后世研究《内经》开创了一条切实可行的新径，受到医家的普遍称道。黄以周在《儆季文钞·旧抄太素经校本叙》中对此做了中肯评价："《太素》改编经文，各归其类，取法于皇甫谧之《甲乙经》，而无其破碎大义之失。其文先载篇幅之长者，而以所移之短章碎文附于其后，不使原文糅杂，其相承旧本有可疑者，于注中破其字，定其读，亦不辄易正文……其为注，依经立训，亦不呈私见。"值得一提的还有，由于《黄帝内经太素》一书不仅保存了《素问》的内容，而且也保存有《灵枢》的内容，这对于后人考订古典医籍《黄帝内经》意义尤为重大。时至今日，《黄帝内经太素》一书仍被医学界珍视为中医经典十大名著之一。

继全元起、杨上善之后，唐代道教医家王冰也对《内经》做了系统整理和研究。关于王冰的生平，《医术名流列传》引《古今医统》云："王冰，宝应中为太仆令，号启玄子，笃好医方，得先师所藏《太素》及全元起书，大为编次，注《素问答八十一篇》，二十四卷；又著《玄珠》十卷，《昭明隐旨》三卷。"

宋元时，道教内丹术的兴盛对脉学发展有积极作用。由于内丹修炼是以人体为鼎炉，人体中的经络系统是精气循环烹炼的路径，《灵枢》卷三《经脉第十》云："经脉者，所以能决死生，处百病，调虚实，不可不通。"脉学是针灸、内丹修炼的理论基础，所以许多道教内丹家都重视脉理研究，在内炼实践中对经络学说有许多发微和创获。其中尤以北宋金丹派南宗所奉的开山祖师张伯端贡献最大。张伯端著有脉学专著《八脉经》，对奇经八脉的分布、循行路径提出了新的见解，大大丰富了传统经络学说。明代著名医药学家李时珍在《奇经八脉考》一书中曾引述并给予高度评价，兹节录如下：

"张紫阳《八脉经》云：八脉者，冲脉在风府穴下，督脉在脐后，任脉在脐前，带脉在腰，阳跷脉在尾闾前阴囊下，阳跷脉在尾闾后二节，阴维脉在项前一寸二分，阳维脉在项后一寸三分。凡人有此八脉俱属阴神闭而不开，唯神仙以阳气冲开，故能得道……"

濒湖（李时珍自号濒湖）曰："丹书论及阳精、河车皆往往以任、冲、督脉、命门、三焦为说，未有专指阴蹻者。而紫阳《八脉经》所载'八脉经'稍与医家之说不同。然内景隧道，唯返观者能照察之，其言必不谬也。"

上述引文很能说明张伯端《八脉经》一书在中医脉学发展史上的特殊贡献。自北宋张伯端（紫阳）始，才有了真正意义上关于奇经八脉的理论总结；至明清时期，则广泛运用于解释内丹学理论和炼养实践。张伯端以内丹修炼的视角观照奇经八脉，首先在理论上对奇经八脉的长生效用进行理论发挥；并认为这是仙凡之别的关键所在。《八脉经》云："凡人有此八脉，俱属阴神，闭而不开。惟神仙以阳炁冲开，故能得道。八脉者，先天大道之根，一炁之祖，采之惟在阴蹻为先。此脉纔动，诸脉皆通。次督、任、冲三脉，总为经脉造化之源。而阴蹻一脉，散在丹经，其名颇多：曰天根，曰死户，曰复命关，曰酆都鬼户，曰生死根，有神主之，名曰桃康……要知西南之乡，乃坤地，尾闾之前，膀胱之后，小肠之下，灵龟之上，此乃天地逐日所生炁根，产铅之地也，医家不知有此。"张伯端把八脉的阻滞闭塞归因于"阴神"，由于阴性重浊，会阻滞气机的畅通。仙家能以"阳气"（即先天真气）冲开闭塞之八脉，而做到："上通泥丸，下透涌泉，倘能如此，使真炁聚散，皆从此关窍，则天门常开，地户永闭，尻脉周流于一身，贯通上下，和炁自然上朝，阳长阴消，水中火发，雪里花开。所谓天根月窟闲来往，三十六宫都是春。得之者，身体轻健，容衰返壮，昏昏默默，如醉如痴，此其验也。"张伯端的论述对医家奇经八脉观点进行了全面发展，特别强调了阴蹻脉的作用，奠定了内丹学关于奇经八脉的理论基础。以真气通八脉的观点成为实际修炼的理论依据，也是成仙理论的关键所在。此后的内丹家均以张伯端的理论发现为祖述，并且更加深入地探讨奇经八脉的作用、功能和修炼方法，各家还有其独特之发挥。以往的内丹家包括钟离权、吕洞宾、崔希范等人对真气（先天之气）发生渊源的论述往往离不开人体的脏气（主要是心、肾之气），而张伯端则指明了先天之气的发生在于阴跷脉。很显然，他的观点对此后丹家关于内丹外药、内药说以及人体内先天之气与身外虚空元气沟通的论述具有引导的作用。特别是道教内丹家根据自身内炼体验对阴跷脉这样一类不同于十二正经的认识，极大丰富了脉学理论。

及至南宋，出现了以道医崔嘉彦为祖师的西原脉学流派。崔嘉彦精通脉理，著有脉学专书《脉诀》，在脉学理论上有很大创新，独树一帜。关于崔嘉彦的《脉诀》，《四库提要》云：

"崔真人《脉诀》一卷。旧本题紫虚真人撰，东垣老人李杲校评。考紫虚真人为宋道士崔嘉彦，陶宗仪《辍耕录》称宋淳熙中南康崔紫虚隐君嘉彦，以《难经》于六难专言浮沉，九难专数迟数，故用为宗，以统七表八里而总万病，即此书也。"

《崔氏脉诀》现有多种版本传世，俗称《崔真人脉诀》或《紫虚脉诀》。崔嘉彦，字希范，号紫虚，南康人，道教医家，以医术济世。朱熹曾与崔嘉彦过往甚密，并向崔氏叩问养生之术。《朱文公全集》卷七十九《西原庵记》云："君名嘉彦，字子（紫）虚，少慷慨，有奇志，避地巴东三峡之间，修神农老子之术，予往造之而君不避也。"崔嘉彦倡导"四脉为纲"学说，在脉学发展史上有重要地位。

"夫脉者，天真委和之气也。晋王叔和以浮、芤、滑、实、弦、紧、洪为七表，微、沉、缓、涩、迟、伏、濡、弱为八里，以定人之阴阳，以决人之死生，然文理甚繁，后学未能解。大抵持脉之道，非言可传，非图可状。其枢要，但以浮、沉、迟、数为宗，风气冷热主病，且如浮而有力者为风，浮而无力者为虚；沉而有力者为积，沉而无力者为气；迟而有力者为痛，迟而无力者为冷；数而有力者为热，数而无力者为疮。更看三部，在何部得之，且如寸部属上焦头面胸膈之疾，关部属中焦腹肚肠胃之病，尺部属下焦小腹腰足之疾。更看五脏，何脏得之，六腑亦然，学者当以意会而精别之，庶无按寸推尺之诮。"

崔嘉彦在其医书中强调"以浮、沉、迟、数为宗，风、气、冷、热主病"，"更看三部""更看五脏"，把脉象、三部、脏腑结合起来阐述脉证规律，建立了四脉为纲、辨脉辨证新体系。由于崔嘉彦行文时采用丹经常用的歌诀形式，便于修习者诵读和记忆，颇受欢迎。明代李时珍之父李言闻曾对此书予以补订，改名为《四言举要》，李时珍又将其辑入《濒湖脉学》一书中。

崔嘉彦创立的四脉为纲学说，由其弟子继承下来，并不断加以充实和发展，形成了脉学史上的一个重要流派——西原脉学。崔嘉彦的亲传弟子有四代之多，因其祖师崔嘉彦隐于庐山西原，故称西原脉学。这一脉学流派突破了传统脉学七表八里的旧模式，建立了四脉为纲辨脉辨证的新体系，以其通俗、简明、实用而在中医脉学史上占据了重要历史地位。

元明以降，包括太素脉法在内的传统脉学也在道门中得到顽强传承。继杨上善首开太素脉法之后，明代蜀中青城山人张太素继其业，著有《太素脉诀》流传于世，近代以来又有张永平、刘圆常、王含阳诸位高道赓续其脉，有多种版本的《脉诀》刊刻，流传至今，绵延不绝。

近几年来，余在西南从事田野调查时，时有所见民间传习太素脉法者，凭借地方有司之力，或以"冷门绝学"或以"非物质文化遗产"之名重振，然多重术而不究理。询其所由所至，往往语焉不详，不能细说其道理源流，故不免有"进宝山而空回"之憾。

陈云鹤道长与余相识相交多年，很早就立志医道，转益多师，究习医理，热心弘扬中华太素脉学。其所编著的《太素脉法思维导图》，从解说太素脉的基本概念、符号入手，以图释文，图文互证，运用现代话语对传统太素脉深奥的理法进行浅显诠释。众所周知，对于传统文化的弘扬，历来有"照着说"与"接着讲"两大路径，奉献在读者面前的陈云鹤道长这部书稿，是以一位现代道门人士的立场与视野诠释构建了太素脉思维逻辑框架，是某种意义上的古老太素脉法的"接着讲"，其中凝结了陈道长多年习医心得体验，对于需要了解太素脉法知识的读者，将不无裨益。在书稿正式面世之际，应作者所邀，略述其始末，以志作者弘传发明太素脉法之初心愿景。

盖建民①

癸卯正月撰于旅次中

---

① 盖建民，教育部长江学者特聘教授（2013、2014 年度），教育部人文社会科学重点研究基地四川大学道教与宗教文化研究所所长，国务院学位委员会学科评议组（第七、第八届哲学）成员，国家"985"工程四川大学"宗教、哲学与社会研究创新基地"学术带头人；兼任中国宗教学会副会长，全国老子道学文化研究会常务副会长，《宗教学研究》执行主编；曾任厦门大学人文学院教授，宗教学、中国哲学专业博士研究生导师，2004 年入选教育部首届新世纪优秀人才。专长于道教医学研究、道教南宗历史与文献、道教科技专题研究。

序 二

医道同源，有无相生

2017 年 12 月 2—3 日，首届玉蟾宫道医文化高峰论坛在海南定安文笔峰成功举行。作为受邀嘉宾，我和道医太素脉法传人陈云鹤道长结缘相识。此次会议上，全国名老中医、甘肃中医院原院长张士卿教授，四川省社会科学院李远国教授等 15 位中医界、道教界、学术界人士，共同围绕"道教医学与中医学之汇通"主题，对道医的理论、实践以及道医的复兴进行了充分的研讨。

道教医学和中医学有着密切的关系。《黄帝内经》即是在黄老道家理论上建立了中医学上的阴阳五行、脉象、藏象、经络、病因、病机、病症、诊法、论治及养生学、运气学等学说，从整体观上来论述医学，呈现了天人合一的整体医学模式，体现了医道的完美结合。历史上，葛洪、陶弘景、杨上善、孙思邈、王冰、傅青主等著名的道医，推动了中医事业的发展，为中华民族的繁衍生息做出了巨大的贡献。孙思邈言"不知易，不足以言太医"，《易经》在道教医学和中医学中均发挥了巨大作用，道教医学更注重黄老思想和《易经》理论的践行而追求逍遥长生成仙，而其为苍生救死扶伤的思想与中医学是一致的。

中医脉法自古精微奥秘，是中医辨证论治的重要根据。在天成象，在地成形，在人成脉，脉理与天地人相合，与易经相契。扁鹊《脉书》强调了色（外色）脉（内证）相关的内容，是五行生克乘侮的具体体现。《黄帝内经》中的脉法为三部九候以及十二经脉诊法。其中，三部之中各有三候，三候各候天地人。《难经》中则强调寸口者脉之大会，故独取寸口以决五脏六腑生死吉凶。《伤寒论》即察人迎、寸口、趺阳、太溪四部脉。其中以寸口候十二经，以人迎、趺阳分候胃气，足少阴（太溪穴）以候肾气。在"辨脉法""平脉法"中则强调了阴阳五行脉法。《金匮要略·五脏风寒积聚病脉证并治》篇中积聚脉体现了有形脉法的雏形。西晋王叔和的《脉经》集汉以前脉学之大成，选录《内经》《难经》《伤寒论》《金匮要略》及扁鹊、华佗等有关脉学之论说，阐析脉理、脉法，结合临床实际，详辨脉象及其主病。李时珍的《濒湖脉学》全书用歌赋体形式，分《七言诀》和《四言诀》两部分，论述浮、沉、迟、数等27脉形状、主病及相似脉鉴别，以及综述脉理、脉法、五脏平脉、杂病脉象及真脏绝脉等。然而正如王叔和所言"胸中了了，指下难明"，说明了脉法掌握之难。

在论坛中，陈云鹤道长介绍了道医学当中独特的太素脉法，讲述了该脉法的历史、理论、特点、内容，等等，还现场演示了太素脉法的实践方法。"太素"二字出自《列子·天瑞第一》篇中，"列子曰：昔者圣人因阴阳以统天地。夫有形者生于无形，则天地安从生？故曰：有太易，有太初，有太始，有太素。太易者，未见气也；太初者，气之始也；太始者，形之始也；太素者，质之始也。气、形、质具而未相离，故曰浑沦"。

太素脉法一直隐传于道门之中，由于历史原因部分散落于民间，文字记载始见于隋唐时期由杨上善道长著的《黄帝内经太素》，明代时期青城山道长张太素著《太素脉诀》为之弘扬了太素脉法。道家有一套完整和系统的认识自身、认识宇宙的方法，可以称之为内求法——返观内照。太素脉法是在道家思想的指导下，以河图、洛书为依据推演出八卦、九宫、阴阳、太极、五行为宇宙模型，建立了一套具有定位、定形、定性、定量、定时空的道医脉法诊断系统。传统脉法多是功能性脉法，而太素脉法则在功能性脉法（无形脉法）之外，探索了器质性脉法（有形脉法），体现了"太素质之始也"的思想，也成为其鲜明的特色。

医易同源，有无相生，云鹤道长对太素脉法的讲解给与会者留下了深刻的印象。五年倏忽而逝，癸卯岁初，我看到陈云鹤道长近年的成果：《太素脉法思维导图》书稿，觉得耳目一新。该书对太素脉法的历史、脉理、脉法、实践进行了系统的整理，并以思维导图的图文形式予以说明，使得深奥的理论立刻简明易懂易会。其功能性脉法和器质性脉法于一体的脉法，会使中医从业者受益。其强调中医应该练习道家内丹功法，放下识神，用元神感知，从而提高脉诊的灵敏性和准确性，也是道医太素脉法的独特思想和临证要求。易经的简易、变易、不易的思想在太素脉法也有充分的体现。

目前，中医药事业发展进入到一个新的时期，2023 年 2 月 10 日国务院办公厅印发《中医药振兴发展重大工程实施方案》，进一步加大"十四五"期间对中医药发展的支持力度，着力推动中医药振兴发展。传承精华，守正创新，挖掘整理古代经典著作，并结合临床予以阐释和发挥，相信必将推动中医药事业的发展。值此《太素脉法思维导图》出版之际，乐而为之序。

张其成 [①]

2023 年 4 月 20 日

---

① 张其成，男，安徽徽州歙县人，出生于国家级非物质文化遗产"张一帖"医学世家。北京中医药大学国学院首任院长。第十四届全国政协委员，北京中医药大学国学院教授、博士生导师，国际易学联合会名誉会长。

序 三

曾经读过陈云鹤道长的《太素经脉医学》，此书从理论出发，介绍了太素脉法以河图、洛书为依据，以八卦、九宫、阴阳、太极、五行为宇宙模型，建立的一套具有定位、定形、定量、定性、定时空的道医脉法诊断体系。

如今又读到云鹤道长的《太素脉法思维导图》，可谓从理论层面来到应用、术的层面，对道家天人合一的脉法体系有了深入介绍。

儒、道、医是中国古文化传承最好的领域，中医把宇宙对人的影响总结出来，这就是易经的思维，实际上和天文密切相关。正如《周易·贲·彖传》写道："观乎天文，以察时变，观乎人文，以化成天下。"

曾和一位道家学者朋友交流，他讲述了八卦数字如何通过北斗星的位置计算而来，以及道家术数作为脉象的代表。这是我第一次接触对道家有研究的人，启发很大。

60岁时，遇白云观道长的一位徒弟，只记他摸脉时说："这明明是大肠热。"我一听就明白，道家在医学里不仅有五脏脉，还关注六腑脉。所以，后来给学生们讲课时，总让他们多关注道家脉法，如今看了云鹤道长的书，更为清晰。

云鹤道长将太素脉法公开介绍，功劳很大。此书的出版，是一个很大的突破，特别是云鹤道长提出的管道学说、炁的概念，非常有意义。

云鹤道长在学术上令人敬佩，他在书中也十分谦虚，指出道家借助看病宣道，实际上远不止这些。道家医学的思维方法，尤其是道长附录在书后的现代研究和案例，从古文化的角度看到了道家医学的传承，对中医的发展实属大有好处。

臧福科[①]

2023 年 3 月 16 日

---

① 臧福科，国家级名老中医，就职于北京中医药大学东直门医院，发明了"振腹疗法"，适用于内、外、妇、儿及属于卡压综合征和无菌性炎症范畴的骨科疾病，如部分颈椎病，腱鞘炎，腕管综合征等。1963 年毕业于北京中医学院中医系，毕业后即在北京中医药大学东直门医院从事中医骨伤科医疗、教学工作，第六批全国老中医药专家学术经验继承工作指导老师，师承我国著名骨伤科专家刘寿山教授，深得其真传。任全国中医院校教材《推拿学》（5 版）副主编。始终坚持临床、科研、教学三位一体，相互促进，共同发展。并于 1992 年创立"大成推拿学派"，在 2003 年 10 月创立"振腹疗法"，并以"振"法按摩术独步天下。全国第一批按摩教授，是中国屈指可数的几名高级按摩专家之一，曾在美国、日本、瑞士、法国、菲律宾、韩国、马来西亚等国家讲学、出诊，受到各界好评。

序 四

我是一名中西医结合康复学的从业者。由同仁学者吕强主任医师和刘玉超博士的推荐，拜读了道长陈云鹤先生的大作《太素脉法思维导图》书稿，以及盖建民所长、刘志荣教授所写的序。吕强与刘玉超二君均在中医推拿学基础上，从长期的丰富临床实践中，不断总结经验，开展科学实验，寻师访友、博采众长，有深厚的医道功法的学养。他们对"太素脉法"的重视，及跟随云鹤先生的虚心学习，使我这个孤陋寡闻者，也产生了浓厚兴趣。通过对书稿及序言的初步学习，有以下几点感悟。

一、道医是中医药学的重要部分。中医药的理论体系，是几千年来与植根于中华大地上的古代自然哲学、老庄道学、儒家学说相伴而生的，古代名中医葛洪、孙思邈等也是道家名士。道家的许多理论是中医药的理论基础，中医药的方法又是道家养生治病的行为实践。同时，在道家道观内部又形成了道医的独特流派，充实了中医药学的内涵。据闻有的道教学院内还与中医药大学合办了中药专业本科班。所以，我认为道医的延伸和推广，也有利于中医药学的发展。

二、辨证施治是中医药学的核心原则。中医的诊断手段是望诊、闻诊、问诊、切诊。其中切诊，即为摸诊及切脉。切脉可测气血之流通、脏腑之虚实、病邪之深浅与性质，病情之传变及疾病预后。切脉有部位与指应，因此中医在脉学上积累了丰富的经验和心得。很多脉法经验不尽相同。中医学对望闻问切的诊察手段提出了几个应用原则，即"四诊合参"，有时需要"舍证从脉"，有时需要"舍脉从证"，然后确定正确治疗原则，达到辨证施治的目的。

陈云鹤先生传承发扬的"太素脉法"，无疑为中医的脉象研究充实了丰富的内容。

三、古代不少精湛的医学技术，经常是秘而不宣，金针不度，或者在门派内部传授，这就有悖于普济于民的根本要求。但也有不少有识之士，著书立说，广收门徒给予推广传播。"太素脉法"是渊源深远的古老脉诊技法，并经过历代的传承，得到丰富发展。但其流传基本闻于道家道观内部。当前在传承创新发展中医药学的时代号召下，中医药学界出现了发掘古法，搜集民间验方技术的工作盛举。

道长陈云鹤先生以四川剑阁为基地，走出道观面向广大社会，从北到南开设太素脉法的传承班，推广他传承的丰富经验，为发扬中医药学事业做出了瞩目的贡献，殊为可敬可佩。我作为中医药学队伍的一员，捧读道长陈云鹤先生的大作以及各位大家的序言后所获收益，写上几句感悟，以致诚挚谢意。

严隽陶[1]

2023 年 3 月 27 日

---

[1]　严隽陶，1961 年毕业于上海中医学院附属推拿学校，曾先后担任上海中医学院推拿系副主任、主任，上海中医药大学附属岳阳中西医结合医院医教科科长、副院长、院长，中医药学会推拿分会主任委员，国家中医药管理局第三批全国老中医药专家学术经验继承班指导老师，上海市高层次针推伤临床人才班指导老师，国家中医药管理局推拿重点专科主任及重点专科协作组组长等职务。现任上海市中医药研究院推拿研究所所长、上海中医药大学康复医学院名誉院长、上海交通大学医学院客座教授、上海市中医针灸推拿临床医学中心主任、中医药学会第五届理事会理事兼推拿分会名誉主任委员、上海市中医药学会第八届理事会常务理事兼推拿分会主任委员、中国康复医学会第五届理事会理事、中国医师协会康复医师分会第一届委员会委员、上海市康复医学会第四届理事会副会长兼第一届中西医结合康复医学专业委员会主任委员、上海市康复医学会第一届管理专业委员会副主任委员、医学会医疗事故技术鉴定专家库成员、上海市医学会医疗事故技术鉴定专家库成员、上海市卫生系列高级职称资格评审委员会委员、*Journal of Acupuncture and Tuina Science*（《针灸推拿医学杂志》）副主编、《按摩与导引》杂志副主编等职务。

序 五

与陈云鹤道长结缘是在十余年前的世界中医药学联合会脉象研究专业委员会的学术年会，在研讨会上陈道长详细介绍了"太素脉法"，并进行现场演示，获得与会者的一致好评。

明代道门医家张太素著《太素脉诀》刊行于世，开"太素脉法"一脉，书中详述"贫贱、富贵"等命理脉象，简述疾病脉象。陈云鹤道长早年即学习这种脉法，在原来脉法体系基础上，于临床实践中不断总结提升，将现代西医疾病的脉象特征进行补充，形成了目前的《太素脉法思维导图》一书。

本书在是道家思想的指导下，以河图、洛书为依据，以太极、阴阳、五行、八卦、九宫为模型，建立的定位、定形、定性、定量、定时空的脉法诊断系统。与笔者的认识相同，本书用脉象特征详细、全面地表征出疾病的整体过程，极大增宽医者审视疾病现象的视野，更能清晰疾病背后发生、发展的逻辑和动力学，使得在脉诊指导下的各种调治方案的制定更加全面和准确。

针对如何提高医者的脉诊功力和保护自己免受"病气"侵害，陈道长提出"向阳桩"和"太极坐"功法，并详述了功法的具体操作，也是本书一大特色。

陈道长继承、创新，使古"太素脉法"发扬光大，不失为临床应用价值极高的脉法之一，可供广大习练脉诊的同道学习参考。在《太素脉法思维导图》付梓之际，奉陈道长命作是序。

齐向华 [①]

2023 年 3 月 2 日于济南

---

① 齐向华，男，汉族，博士学位。1984 年毕业于山东中医学院中医系。山东中医药大学附属医院神经内科主任医师，中国睡眠研究会中医睡眠医学专业委员会副理事长，世界中医药学会联合会脉象研究专业委员会副会长兼秘书长，山东中医药学会脉学专业委员会主任委员。

序 六

幼时曾在五岳之一南岳衡山山脉中生活，那里是连绵不绝的原始森林，当地没有医药体系可以依靠，山民们必须学会防病祛疾的基本方法，并将之演变成生活习惯代代传习。现在想起来动物也没有医学，也是凭直觉和习惯解决问题，如今才明白这才是真正的医道！后来我学了医，中西医学、药学都学，学会了很多"道理"，一些是基于某种事实的想象，一些是纯想象。每个人都站在自己有限的认知范围内讲故事，将医学锁定在科学的范畴中。不在认知范围中的皆是"不科学"，以至于就不怎么对。中医学几千年的发展也走过了类似的"遵经"的道路，所有过程和结论需得在经典中有呼应，否则就难以立得住。这种现象用于传承倒还凑合，创新就很受限制了。我在大学任教，目睹我们的学生对于脉学的学习和掌握，都难以突破"濒湖脉学"的局限，对脉的感受停留在那些有一些文学性的文字描述的模糊感觉，摸到的脉象也只能指导五脏粗略的功能变化，临床常常是"指下荒荒，心中茫茫"，很多时候诊病看脉流于形式，装装样子而已。

寻找和创立真正能和现代医疗实践对应的脉学，一直是我的愿望。我系统性地学习过历代各种脉学古籍以及有代表性的现代脉学《象脉学》《王光宇精准脉诊》《沈—汉默氏脉诊系统》《四时脉法》等著作，并在临床实践中一一验证。目前我组织了一个 AI 团队，还在研发人工智能的脉象仪，企图突破中医人的感官障碍，用最客观的数据来对应人体的生命活动的变化。一年多前，我无意中看到了陈云鹤道长所著的《太素经脉医学》，被其中的太素脉法深深吸引，特别是其中的"破"与"立"的观点，一下子接通了我的频道，和我发生了同频共振。文中讲到"破——放下识神"，也就是不要被自己和他人局限的认知所束缚，问题的解决方案务求于自己的天真灵气。我随时都告诫我的学生不要一遇到问题就去翻书，多翻翻自己的内心。陈道长的"立"，在于建立触觉和条件反射达到第一思维，"太素脉法以第一思维为主，凭触觉，不用思辨，即可断病，标准一致，简单易学"和我在临床实践的过程中强调的"让脉来告诉你问题，不要仅凭臆想"非常一致。我在如获至宝的时候，居然机缘巧合地收到素未谋面的陈云鹤道长为其新书《太素脉法思维导图》写序的邀请，一口气将书稿读了好几遍，这么多年心中的许多困惑豁然开朗，并将我对于脉学的思维无限拓展。其中"炁"和"血"的脉学体现，脉的时空观，"炁触脉、绵绵脉、凉粉脉、柿皮脉、甲背脉、菜籽脉、鲇鱼脉、蛤蟆脉、夹生饭脉、软骨脉、附骨脉、豆米脉、石榴籽脉、热蚁脉、耙耙脉、南墙脉、洼地脉、油冻脉、津鱼脉、线虫脉、蚯蚓脉、蛆虫脉、蚂蟥脉、笛孔脉、中空脉、气球脉、香肠脉、蜂腰脉、手淫脉、房事脉、薪亏脉、狗喘脉、龟兔脉、烂柿脉、云雾脉、豆壳脉、栗子脉、芝豆脉、血泡脉、三豆脉、板油脉、痰火脉、寒骨脉、刀疤脉、疤痕脉"，每一个脉都是对中医脉学的突破和发展！不同于文人医学的纸上谈兵，陈道长的脉学都来源于实践，并返回于实践中反复验证过，并对应现代疾病的解剖和病理，实用性不言而喻。学习了这些精华，让我改变了我的人工智能脉象仪的算法和呈现方式，使它"明心见性"了，也算是 AI 得道了吧。

拜读陈云鹤道长的大作，也从书中读出了道家的思想精髓：崇尚自然、清静无为、注重实践、追求长生。陈道长基于宇宙的视角，横跨大的时空观，本着天地人的变化来看待生命，将这种大智慧结集成书，是极大的幸事，必将泽被后世，将人类带出疾病的苦海。我也愿意尽我所能，努力传播道长的大爱和智慧，将太素脉法带入课堂，让莘莘学子获得更好的营养，彻底脱离"在心易了，指下难明"的尴尬境地，真正达到"不用病家开口，便知病在何处"的明医境界。

夏隆江[1]

2003 年 5 月 1 日于秉正堂

---

[1] 夏隆江，男，1973 年生，中医学硕士，中药学博士，免疫学博士后，成都中医药大学伤寒论教师，秉正堂创始人。

序 七

　　癸卯年闰二月云鹤道长传来《太素脉法思维导图》又一大作，再次邀余作序。面对盛情邀请和信任，用数周时间阅读了全书，感叹之余更是为太素经脉医学八千多年传承的博大精深而叹服。

　　首页陈道长肖像一指问天，一拳握地，笑隅其中，寓意深刻，代表了天地人。我曾经在上一本大作为此肖像赋词一首，并被道长请川蜀音乐作曲名家谱曲弹唱。《太素脉法思维导图》为太素脉法精髓之作，详细阐述了太素脉法的传承与各种脉象的释义。云鹤道长曾多次受邀来澳洲及各国讲学，最早到澳洲举办太素脉法培训班，如今细读此书更加深刻了解太素脉法之精髓。

　　记得有一次在新西兰参加世界中医药大会期间，我问云鹤道长，《易经》中的河图、洛书是如何形成的，如此复杂是古人想出来的吗？道长答曰：是古人观星象得出的。观金星在月亮的方位，与北斗七星的勺柄指向即可知道，当然这是指北半球观星所得，南半球古人没有来过。而金星与月亮的位置与北半球又有何不同呢，我曾请教过南半球研究天文的专家，他们告诉过我南半球金星每月在月亮的位置，遗憾的是医疗事务繁忙至今没有潜心研究南半球的天文星象与《易经》的关系，曾经有一些学者和风水师对南半球的《易经》与风水发表过一些文章，但始终无法令我信服，对于云鹤道长的观金星之说我则豁然开朗。

书中所叙述的九宫飞星，对于中医临床有非常实际的临床意义，对于判断每年疾病的走向、预防都有前瞻之用。如2023癸卯年，飞星四入中，四属木，木克土，故癸卯之年多木克土的疾病。事实上确实如此，今年在临床上皮肤病、与脾胃有关的疾病增多，也验证了九宫飞星的理论。中华文明经历了五千年的发展长河，孕育着古人的智慧，体现在中医学中更加突出。一个高层次的中医须上知天文，下知地理，中知人体，方能治疗有病之人。中医与西医的根本区别在于"中医是治疗有病的人，西医是治疗人的病"。无论现代仪器检查的结果如何，都是因果的"果"，是结果，不是原因。比如癌症，病理检查发现了某种癌细胞，而为什么会得癌，则不得而知。而中医则知道，当你常年熬夜，过食生冷，身体体质产生了根本的改变，这才是造成癌细胞生长的原因，也因此根据脉象的检测，在癌症发病之前即可得知癌症的形成体质和癌症形成的初始脉象，可以及早进行治疗和预防。

世界中医药学会联合会脉象研究专业委员会成立于2010年4月，发展至今已有13年。今天在世中联脉象专委会这个平台上云集着15家脉学学派，代表着当今世界中医脉象学界的最高水平。我们多次提出"脉象是中医的灵魂"之说，经过13年的推广及临床认证，特别是在国外，中医徒手临证诊治在病患中得到了认证。中医的灵魂不是许多学者常说的辨证施治而是脉象，有人认为如今现代科学仪器诸如CT、磁共振、B超，再加上实验室化验、病理诊断，已经可以清楚地解决疾病的诊断了，为什么还要学习复杂难懂、只可意会不可言传的脉象呢？这种思维影响了一代又一代的中医医生和学者，因此脉象在几十年的变迁中已经逐步被遗忘、被多数中医学者在临床和教学中所淘汰。事实上，目前的科技水平尚未发展到完全代替人手的触觉水平以及人心脑的意念层次，也许将来可以达到；我们认为脉诊的研究需要现代科技，也需要不断地传承和发展，年轻的一代中医新秀们不仅要读懂经典，也要学习现代科学技术，如果能将目前出现的 15 家脉学流派融会贯通，就能更好地研究和利用现代科技来展现中医脉学的精髓。

中医脉象远非当前一般中医的认知范围，正如云鹤道长书中提到的，脉象不仅能够诊断刻下病，还能回顾过去、诊断未来，这不是天方夜谭，而是实实在在的脉学。候脉并非单纯候脉动，脉动只是脉诊其一，深入下去脉管的内外、表层至底层、脉道的弯曲、脉动周围肌肉的振动、脉管表层至底层之间的异常脉动点、脉管内的清浊……均可作为临床诊断疾病的依据。太素脉法的通中脉，和两旁的龙虎脉即为此脉法临床诊断的重要依据。各家脉法无论指法如何，脉位位置不同，均离不开以上要点。此外还有心理脉象和病理脉象的诊断，一个好的中医脉象学家，指下是可以候出许多现代医学的疾病的，现实告诉我们脉象的奥秘其实是一层窗户纸，经过以上任何一家学派的培训数月，均能达到凭脉诊病的水平。

《太素脉法思维导图》一书指出太素经脉医学源自《内经》以外的另一支，如《辅行诀》等均为扁鹊所不传之密。云鹤道长在其简介中说："近代大医家张锡纯认为，一部《黄帝内经》是道门写给世医看的，道门内部另有所传。"现如今考古界的挖掘正不断揭开这一说法的正确与否。柳长华教授在《天回医简》的研究中指出，古中医分为经脉医学、汤液医学和导引医学。经脉医学指引了如今针灸经络学的发展，在古中医中经脉医学是需要候脉指导的，《难经》中前二十二章讲的都是脉法；而汤液医学古时并不需要候脉，如今的辨证论治则是汤液医学结合脉诊的发展。近代中医受西医学影响，逐渐疏远了脉诊，则是影响中医复兴的节点，提出"脉象是中医的灵魂"之说就是讲的这个道理。随着西医学的影响，离开了灵魂的中医终将会自我淘汰，这是需要引以为戒的。

《太素脉法思维导图》一书的出版将为中医脉学界增添新的活力，预祝云鹤道长将有着八千多年历史的太素脉法得到中医学界的认可，并广泛传播，流芳百世。

刘炽京 [1]

于澳大利亚墨尔本深谷草堂

2023 年 4 月 12 日

---

[1]　刘炽京，太平绅士，现任世界中医药学会联合会监事会副主席，世界中联脉象研究专业委员会会长，世界中联大洋洲中医药学会联合会副会长，澳洲全国中医药针灸学会联合会秘书长。

序 八

脉学是我国具备原创性的传统学问，中国的传统学问往往围绕着"人本"内核展开。也就是说，人的修为处于第一位，技巧、形式相对处于从属的位置。太素脉法即体现了这一点，具体落在内丹与外象两方面。

内丹学重在"进阳火"与"退阴符"并举，这在称为"万古丹经王"的《周易参同契》中已见论述。"阳进"与"阴退"两方面可以说又旨归在提振阳气上。实际上，与提振阳气贯连的太阳崇拜古已有之，并且是跨文化和全球性的。回溯中华文明，在伏羲、炎黄和大汶口等早期出土文化中，即可见重阳思想之滥觞。从战国诸子争鸣至秦汉一统，中华文化体系趋于完备，重阳思想在中华文明进程中具象化，渗入文化体系中天文、地理、人事各方面。尤其在人本层面，形成了内丹学等重要修为法式，一直流传至今。可以说太素脉法即是对相关修行法式、"以术演道"式的呈现。

及至道技与医技，则又多以象显，这合于我们的文化与医学场景中多见的天象、物象、气象、景象、世象、藏象、面象、脉象等表达。太素脉法贴合文化根性，对有形脉作了丰富比象式表达，如有形病脉中的凉粉脉、柿皮脉、甲背脉（鳖背脉、龟背脉）、菜籽脉、鲇鱼脉、蛤蟆脉、夹生饭脉、软骨脉、豆米脉、石榴籽脉、热蚁脉、耙耙脉、南墙脉、洼地脉、油冻脉、津鱼脉、线虫脉、蚯蚓脉、蛆虫脉、蚂蟥脉、笛孔脉、气球脉、香肠脉、蜂腰脉、狗喘脉、龟兔脉（兔行脉、龟行脉）、烂柿脉、云雾脉、豆壳脉、栗子脉、芝豆脉、血泡脉、三豆脉（三豆一米脉）、板油脉、刀疤脉、疤痕脉等，均属象形之论。后在象形基础上，进一步立象尽意，得意而忘形，又有龙脉、虎脉、中柱脉、龙抱柱脉、炁根脉、神根脉、精根脉、血根脉等无形脉系。综合在象的有无相生、虚实相成中勾勒出脉法的体系全貌。

应该说太素脉法既基于人本思想，又和合丹象，对接着传统文化根系。陈云鹤道长在活态传承与长期体悟基础上，对太素脉法从学理到技术进行了系统公开与展现，这在医学与文化两方面均具备可观的意义，乐为之序。

孙永章[①]

2023 年 5 月 8 日

———————————

① 孙永章，中华中医药学会原副秘书长，世界中医药学会联合会扶阳专委会会长，主任医师、研究员，中医扶阳学派第六代传承人。参与主编《扶阳论坛》丛书、《现代中医骨科学》等著作，获中华中医药学会科学技术奖、中国中医药研究促进会科学技术奖一等奖 1 项、三等奖 3 项。发起、推动举办了 7 届扶阳论坛与 5 届国际扶阳医学大会，推动了诺贝尔奖获得者医学峰会与国际扶阳医学大会的协同举办，推动了扶阳医学学派在新时代的传承、创新、发展，注重人才培养，指导徒弟们进行扶阳文明溯源、扶阳疼痛学等方向的研究。

序 九

每一个男孩子的心中都有一个武侠梦。1982年，电影《少林寺》上映，影响空前，我当时8岁，随即开始和小伙伴一起练习南少林八宝门功夫。白天站桩，练习动功；晚上打坐，修习静功。从这一年开始，以前每年冬天都会发作的冻足症竟然霍然而愈，从未再犯。

命中注定我与中医的缘分。由于对中国传统文化的痴迷，我于1991年正式开始了自己的中医生涯。在校期间，我又迷上了太极拳，成为所在班级太极拳的领队。1994年，我在安徽省芜湖市中医医院临床实习期间，因缘巧合，有幸结缘道家，开始修炼武当太乙铁松派的功法。这一派的筑基功法称为"小炼形"，摇身掌、提龙腿、金锋抖肘、一柱擎天、醉翁扑蝶、须弥振翅，等等，这一招一式至今与我如影随形。

时光飞逝，我的中医学习和实践的旅程至今已经32年。我与儿时的武侠梦渐行渐远，功夫的修炼时而精进，时而懈怠，但是对于中医的追求始终不渝。通过多年的学习和实践，我的内心告诉我：中医的根在于道，道医是中医的本源！对于这一认识更加清晰明了，是在近年来我研究和实践南朝道医陶弘景《辅行诀脏腑用药法要》之后。

在我看来，陶弘景是一位百年奇才。邵陵王萧纶在《解真碑铭》中赞扬陶弘景："张华之博物，马均之巧思，刘向之知微，葛洪之养性，兼此数贤，一人而已。"当代《中国大百科全书》有七个学科分卷，即《宗教》卷、《中国历史》卷、《中国文学》卷、《哲学》卷、《美术》卷、《中国传统医学》

卷、《化学》卷，都设有"陶弘景"条目，可见陶氏涉猎领域之广。陶弘景博学多才，精通阴阳五行、风水占卜、天文历法、地理医药，等等。他复原制作浑天象；锻造了"善胜""威胜"两口宝刀；一生著书约230部，包括《本草经集注》《名医别录》《肘后百一方》《辅行诀》等流传千载的重要著作；成为道教上清派茅山宗创始人；是道家历史上从外丹术向内丹术转变的重要人物；也是"三教合一"的思想奠基人之一，种种成就，难以列举。世人多把陶弘景定位于"山中宰相"，而在我的新书《辅行诀脏腑补泻方临证发微》中，我把陶弘景还原为"茅山道医"，陶氏最根本的身份是一位在茅山修炼的道医！当我最终把《辅行诀》"脏腑补泻方"24首和"二旦四神方"13首的规律和内涵彻底领悟的时刻，当下法喜充满，与古代先贤"心心相印"！

道医源于道，出于《易》，起于巫，立于道教，依于道士，兴于道医杰出人物。随着对道家和道医的认识越来越深刻，我写了一篇文章"道家、道教、道医与中医"发表在《英国中医》杂志2022年第11卷第1期。可惜的是，限于杂志篇幅，文章的下半部分，关于30位中国古代道医代表人物的介绍没有机会刊登。不过很荣幸的是，这篇文章得到了当代道家代表人物——陈云鹤道长的认可。

初识陈云鹤道长，源于一个网络视频。视频中，陈道长演示了采用何种手势得以避免诊脉时患者的病气传播到医生身上。细节之处见不同，中医的很多秘密都保留在道家。之后我了解到，2018年"太素脉法"项目被四川省人民政府列为非物质文化遗产保护名录，陈云鹤道长是"太素脉法"的代表性传承人，正在建设中的四川省广元市剑阁县鹤鸣观正是道教教祖张道陵的祖庭。有鉴于此，作为英国中医联盟学会的学术理事，我代表学会邀请陈道长在2022年8月18日做了"太素脉法"的公益讲座，我与英国中医界同仁们一起初步领略了"太素脉法"的风采。

2023年初春，我接到陈云鹤道长发来的书稿《太素脉法思维导图》，并邀请我为之作序。展卷细读，不禁拍案惊奇，陈道长的书稿果然揭示了很多隐藏在道医之中而并不被大多数中医师所知的秘密。

道家列子《冲虚经·天瑞》曰："太易者，未见气也；太初者，气之始也；太始者，形之始也；太素者，质之始也。"汉代班固《白虎通德论》曰："始起之天，始起先有太初，后有太始，形兆既成，名曰太素。"借助于现代宇宙大爆炸理论的语境，"太素"是宇宙爆炸、物质初步形成的阶段。隋唐时期著名道医杨上善著有《黄帝内经太素》，但是真正将"太素脉法"独立成书的是明代青城山道医张太素，著有《太素脉诀》一书。太素脉法之后在道家内部秘传，民间多称本脉法为"算命脉法"。也即是说，本脉法最初定位于通过诊脉来推断吉凶祸福、福禄寿命，并不在于诊病疗疾。

最为难能可贵的是，在陈云鹤道长及其师父游宗发道长、民间脉法高手赵半仙（赵学健）、福生道长等几代人的共同努力下，太素脉法完成了一次华丽的蜕变，羽化飞升，不但保留了原有的命理性脉法，还发展出了病理性脉法，包括功能性脉法和器质性脉法，并且在脉法的基础上，拓展为太素九宫用药、太素九宫针法、太素九宫灸法、太素九宫拔罐、太素九宫刮痧，从而在中医医圣张仲景所谓"上以疗君亲之疾，下以救贫贱之厄，中以保身长全，以养其生"方面做出了重大的贡献。

"在天成象，在地成形，在人成脉"。太素脉法分为三脉，天脉、地脉、人脉。人脉取血脉，天脉取骨骼，地脉取脏器，与传统脉法的天地人三部名称相同，但是内涵不同。根据我的研判，太素脉法的天地人三部脉更有利于临床实践。

太素脉法还可以运用河图、洛书定时空，故又被称为"时空脉法"。在这一点上，与我参悟的陶弘景的"六合辨证"相通。六合辨证又名"时空辨证"，是以空间方位和时间节气为核心的辨证方法。

一口气读完陈云鹤道长的大作，很多内容还来不及消化吸收，但是可以肯定，《太素脉法思维导图》一书还有很多宝藏等待发掘。意犹未尽之余，余欣然提笔，为本书作序。32 年的中医求索之旅，我与道医的因缘，还正处于现在进行时。

韩永刚①

序于英国伦敦"道辅行书屋"

2023 年 3 月 6 日，癸卯惊蛰

① 韩永刚，中国中医科学院临床医学基础研究所博士研究生，师从中国工程院院士王永炎和北京中医药大学原校长高思华教授。2009 年赴英国工作至今，现就职于 Chelsea Natural Health Clinic 和伦敦中医针灸学院。担任欧洲中医五运六气学会副会长，世界经典中医学会专家委员会委员，世界中联方药量效专业委员会常务理事，世界中联态靶辨治专业委员会常务理事，世界中医五运六气学会联合会理事，世界华佗医学研究会教育和学术部长，英国中国联盟学会学术理事。

序 十

观太素脉诊

天人一体察万端，百病综迹三指间。

九宫八卦探脏腑，十拿百准自丹田。

术跃山门健黎民，兴灭继绝写新篇。

云鹤不慕蓬岛趣，乐续华佗尘世缘。

注释

九宫联：太素脉法要旨在九宫定位，以炁吸脉，内功尤为关键。自，出自；凭借。

术出联：云鹤道长将太素脉法广泛用于民间诊疗，并在海内外凡世带徒授课，已撰写出版专著两部，弘扬传播道门古法。

刘志荣[①]

2023.2.15

---

① 刘志荣，男，羌族，1956年11月生。西南民族大学原副司级干部（四级职员）、教授。主要专业方向为文学、民族学、非物质文化遗产学、高等教育研究。四川省中国现当代文学研究会副会长、四川省民族文化艺术研究会执行会长、四川省大禹研究会副会长、四川省羌学学会会长、四川省非物质文化遗产保护协会专家委员会副主任。

序十一

在出版社工作，最大的好处就是对书有先睹为快的机会。这种近水楼台的便利，对中医学子而言，不亚于干饭人看到了美食一样欲罢不能。陈云鹤道长的这本《太素脉法思维导图》正是一部引人入胜的好书。

与陈道长的相识还要感恩张兴发道长。兴发道长是我们出版社的老朋友，一次闲谈中张道长谈及其师弟云鹤道长传承的太素脉法堪称一绝。我乃中医专业出身，对业内高手自有景仰之心，求张道长代为引荐，故能与陈道长结缘。初见道长，给人和蔼可亲，温文尔雅，而又若即若离，仙气飘飘的感觉。我思忖修为精湛之人大抵如此吧。陈云鹤道长自幼天资聪颖，随师父修道炼丹，并精研医学，擅长道医之术。道长的脉法确有独到之处，无论从指法到定位都有别于通常的诊脉之法。"太素脉法"诊断更精确，直指病位，甚至可以对标西医诊断，陈道长更被患者亲切地称为"人工CT"。"太素脉法"已经被确定为四川省级非物质文化遗产，陈云鹤道长为省级非物质文化遗产传承人。

云鹤道长心怀大爱，"先发大慈恻隐之心，誓愿普救含灵之苦"，将一身治病绝学奉献社会，同时并不因循守旧，愿将脉法绝学开班授课，付梓出版，公之于众，普惠天下。这部《太素脉法思维导图》是陈道长的又一部力作。结合此前出版图书的经验，本书内容翔实，由浅入深，既适用于中医爱好者和初学者，又可供脉学专业人士反复品读，配合上思维导图，更有便于理解和记忆。我作为本书的出版人，为能够出版这样一部好书感到无比骄傲，也十分感谢陈道长以及道长众弟子们的信任。相信《太素脉法思维导图》的出版，能让更多的人受益！

李淳 [1]

癸卯年孟秋

[1] 李淳，中国中医科学院副研究员，中医古籍出版社社长。世界中医药学会联合会中医特色诊疗研究专委会副会长，中国医学气功学会常务理事、副秘书长，中联口述历史整理研究中心常务理事，北京礼物评审专家。

序十二

　　道士行医，古亦有之，董奉、华佗、葛洪、陶弘景、杨上善、王冰、孙思邈、王怀隐、马志、崔嘉彦、刘完素、傅青主、赵宜真、周履靖、刘一明等皆是也，其中显著者诸如华佗、葛洪、孙思邈等皆位列道教仙班供奉于庙堂之上，为世人所膜拜，被今日道门中人所追求，出现了谢宗信、祝华英、何诚道、李宇林等道士医，陈云鹤道长即位列其中。

　　云鹤道长传承道教太素脉法，早年拜于四川著名道医游宗发门下，其理论可追溯到黄老道家常说的《黄帝内经》，其祖师可追溯到唐代著名道医杨上善，可谓是理论深邃，历史久远。

　　太素脉法虽然理论高深，内涵丰富，但是在云鹤道长的实战传承下，变成了易学、易懂、易实践的把脉诊病方法，并且提出了九宫脉法和七脏九腑理论，完全符合天人合一的理论，不仅成为太素脉法的传承者，而且成为太素脉法的开拓者，由此太素脉法还被申请成了四川非物质文化遗产，并且正在申请国家非遗的路上。

　　我与云鹤道长的缘分来自师父陈莲笙大师，先于他入师门的我一天突然接到一个电话，亲切地叫我师兄，自报家门后得知是师弟云鹤道长。他向我请教去祖庭龙虎山天师府授箓的事情，于是我知无不言，言无不尽，事无巨细地指导，最终成其之美。这下拉近了我们之间的距离，后来借出差成都的机会我考察了云鹤师弟位于成都玉林路的通中养生馆和他拟修建的剑阁鹤鸣山道观，听了他的计划中为太素脉法描绘了宏伟的蓝图，使我由衷地感到佩服。如今他这张蓝图已经画成，一是他广收门徒，一方面传授他的道家修炼养生法，一方面传承他的太素脉法；二是著书立说，一方面将太素脉法传承整理成一个完整的体系，形成文章在杂志上发表，一方面将太素脉法写成著作，公开发行；三是申请非遗，一方面将太素脉法申请成四川省非物质文化遗产，一方面积极申请太素脉法为国家级非物质文化遗产；四是修建宫观，一方面按照道教文化特质恢复修建鹤鸣山道观，一方面在鹤鸣山道观内建设以太素脉法为核心的太素堂。由于他突出的表现，得到当地党和政府及广大信教群众和患者的拥护，被选为四川省道教协会副秘书长、广元市道教协会、剑阁县道教协会会长、广元市剑阁县政协常委，以表彰他对地方道教和社会的贡献。

在我的倡议下，云鹤师弟将他所传承的太素脉法以思维导图的方式表达出来，交由中医古籍出版社出版，基于我对他的熟悉和先前参与编纂出版《道医集成》的经验，故赘言，不能润色，以求共勉。

张兴发 [1]

2023 年 7 月 12 日于中国道教协会

---

[1] 张兴发，1971 年 10 月生，江苏海安人，1992 年 9 月入道，中国人民大学哲学院宗教学道教方向毕业，在职研究生学历，哲学博士。现为中国道教协会理事、中国道教学院教研处副主任、中国宗教学会理事兼道教文化研究会副秘书长、中国老年保健协会慢性病防治科学传播分会副会长、北京市道教协会副秘书长、北京市昌平区政协委员、北京居庸关长城城隍庙住持。专著有《道教神仙信仰》《道教内丹修炼》《话说道家养生术》《北京白云观历史钩沉》等；合著有《当代道教》《北京宗教志》《五大宗教论和谐》《龙门祖庭白云观》《中国道教养生方法精粹》（主编）等，在《中国宗教》《宗教学研究》《中国道教》《上海道教》等刊物上发表论文数十篇。

太素脈法致力於

中醫的偉大復興

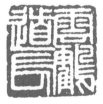

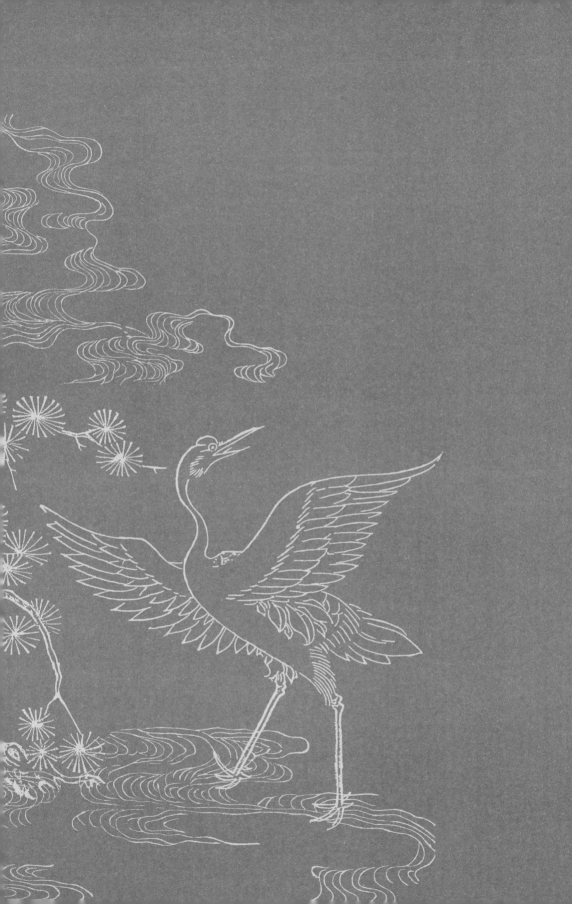

太素脉法

入门篇

一、基本概念

1. 太素脉法是什么

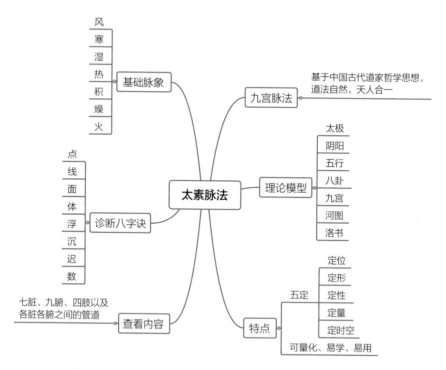

太素脉法是基于中国古代道家哲学思想，道法自然，天人合一，将上古图文化和脉诊完美结合形成的独特诊脉系统。

太素脉法简单来说就是九宫脉法，以太极、阴阳、五行、八卦、九宫、河图、洛书为理论模型，查看病症时，以风、寒、湿、热、积为基础脉象，以点、线、面、体、浮、沉、迟、数八字诀来诊断。分别在左、右手九宫位上进行把脉，查看七脏、九腑、四肢以及各脏各腑之间的管道脉象变化，反映出脉因证治在道医中的应用。

太素脉法是根据河图、洛书、太极、五行、阴阳八卦、九宫图应用在脉法上形成的诊脉之道。把脉之形、五定尽矣。以九宫来定位七脏九腑在脉象上的具体位置，将阴阳八卦用于定脏腑的寒热变化，将太极作为脉法的中心点定全身炁机变化，将五行用于五脏的生化传导，将河图洛书运用于脉法中对时空的计算，形成完整的理论模型。

太素脉法具有五定，即定位、定形、定性、定量、定时空，以及可量化、易学、易用等特点。

2. 太素是什么

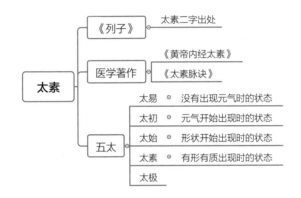

"太素"这两个字出自《列子·天瑞》篇：

"子列子曰：昔者，圣人因阴阳以统天地。夫有形者生于无形，则天地安从生？故曰：有太易，有太初，有太始，有太素。太易者，未见气也；太初者，气之始也；太始者，形之始也；太素者，质之始也。气形质具而未相离，故曰浑沦。浑沦者，言万物相浑沦而未相离也。视之不见，听之不闻，循之不得，故曰易也。易无形埒，易变而为一，一变而为七，七变而为九。九变者，究也，乃复变而为一。一者，形变之始也，清轻者上为天，浊重者下为地，冲和气者为人；故天地含精，万物化生。"[1]

---

① 景中译注．列子．北京：中华书局，2007：5-6．

天地万物的产生过程有太易阶段、太初阶段、太始阶段、太素阶段。

所谓太易，是指没有出现元气时的状态；

所谓太初，是指元气开始出现时的状态；

所谓太始，是指形状开始出现时的状态；

所谓太素，是指有形有质出现时的状态。

太素，在古代是指最原始的物质。汉代班固所写的《白虎通·天地》就有记述"万物怀任交易变化，始起先有太初，然后有太始，形兆既成，名曰太素"①，《陈书·高祖纪上》同样也有记载"肇昔元胎剖判，太素氤氲"②，同时太素又可指天地，《神龟赋》中提及"忽万载而不恤，周无疆于太素"③。太素同样又是朴素，质朴的意思。《淮南子·俶真训》："偃其聪明，而抱其太素。"④

太素脉法，以炁吸脉，指下辨证，诊脉以元神思维为主，是为朴素，而三指下即可以定九宫，诊断人体全身，乾坤尽在指下，又合其天地之意。

"太素"二字在道家经典中多见，如《洞真太上太素玉箓》《抱朴子·太上老君太素经》等等，而在医学著作方面，首见于隋唐时期著名道门医家杨上善所著《黄帝内经太素》。其次另一部分源于明代道门医学家张太素。张太素其脉法由隐者密授，经其反复实践，整理成书，就是《太素脉诀》。

《黄帝内经太素》由隋代杨上善医家所写，是早期《黄帝内经》传本之一，包括《素问》和《针经》两部分内容。该书问世以后⑤，以抄本的形式在社会上流传。南宋降后，此书在中国逐渐失其传。唐朝时期中日文化交流频繁，《太素》成书后不久，随着鉴真和尚东渡流传到日本，受到当时日

---

① （汉）班固等撰.白虎通·天地（第四卷上）.上海：商务印书馆，1936：234.

② （唐）姚思廉撰.陈书.北京：中华书局，1972：13.

③ （三国魏）曹植.曹植集校注.北京：中华书局，2018：113.

④ （汉）刘安著.淮南子注.高诱注.上海：上海书店出版社，1986：22.

⑤ 李具双.黄帝内经太素撷要.北京：中国中医药出版社，2016：1-2.

本医学界的高度重视，并成为皇家医学和整个日本医学考试内容。据今《太素》仁和寺本每卷之末抄写题记，丹波赖基于日本仁安元年（1168年），用两年的时间抄毕《太素》三十卷。该抄本原藏于御宫仁和寺，后逐渐也不为人所知。到了清代中后期，在日本仁和寺逐渐发现了丹波赖基抄本《太素》二十五卷，亡佚五卷。丹波元胤《中国医籍考》："仁安三年（1170年），丹波赖基传钞宪基家本者，盖六百五十年前物，而人间稀有之宝牒也。"[1] 直到19世纪末叶，中国驻日使馆官员杨守敬携手抄本《太素》二十三卷以归，也就是现今我们能看到的《黄帝内经太素》的版本。

《太素脉诀》相传由明代张太素所写。太素脉法在民间多被称为算命脉法，被认为是以脉来预测人生贵贱、吉凶、祸福的古代方术。《太素脉诀》记载有定脉见官品、定脉见福德、定脉见尊重等等，然而也记有五脏六腑歌、寸关尺脉病说等等。可见《太素脉诀》是命理性脉法、病理性脉法、功能性脉法多元结合的一本脉法书籍。

《太素脉诀》选摘

定心脉见官品

心脉分明紧秀洪，此人必定是三公。专寻三按俱无绝，到老须持国柄雄。

凡心脉紧秀而洪大者，必为至贵之人，有三公之位。又须详审指按，迢迢不绝者，若有此脉，其人至老须持将相权柄，若春夏得紧秀洪大为善，秋冬为灾。[2]

---

① 丹波元胤.中国医籍考.北京：人民卫生出版社，1956：61.
② （明）张太素著.订正太素脉秘诀.赵怀舟，王小芸，葛敬点校.北京：学苑出版社，2010：32-33.

定肝胆见职位贵贱

要知职意胆中看，弦缓分明尽在肝。肝脉弦长终是贵，不为卿相即郎官。

肝胆实大少清声，细紧为人定是经。若更浮高多短涩，沉沉必定不分明。

肝之脉常是弦长，其胆随肝之衰旺。其脉春若弦而宽长，并四季中弦而宽长，乃官贵之脉。①

定脾脉见官品

脾脉宽缓好情怀，撞指心田不可猜。大小浮沉俱似缓，位高官显见宏才。

脾中宫土也，每季旺十八日。其脉宽缓，乃脾土旺相，主有喜庆之事。若来撞指，心中不可猜之事。大小浮缓，此为得时旺相之体。此人必主大才智慧，合为极品之官。②

定肺脉见及第

三台华盖要须浮，指下虚浮事不虚。若更再三无实大，文章高折一枝归。

肺部华盖也，入水则浮。故肺脉浮而轻者，此人中甲第。如沉大常走，定须有灾。③

定肾脉见官品寿数

如得此人沉且长，来时沉滑不须昂。非惟有寿兼才智，佐国忠臣不比常。

凡看肾脉，当要沉滑而长。若得此脉，乃旺相之脉也。此人有寿而多才智，须为佐国忠臣。脉高昂乃是等下人也，此季有灾。④

---

① （明）张太素著．订正太素脉秘诀．赵怀舟，王小芸，葛敬点校．北京：学苑出版社，2010：34．
② （明）张太素著．订正太素脉秘诀．赵怀舟，王小芸，葛敬点校．北京：学苑出版社，2010：35．
③ （明）张太素著．订正太素脉秘诀．赵怀舟，王小芸，葛敬点校．北京：学苑出版社，2010：35-36．
④ （明）张太素著．订正太素脉秘诀．赵怀舟，王小芸，葛敬点校．北京：学苑出版社，2010：36．

3. 太素脉法的理论依据

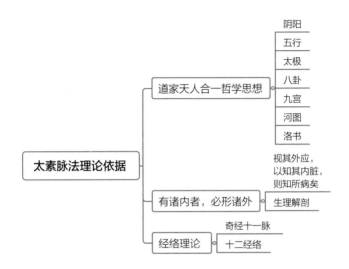

太素脉法的理论依据来源于道家的天人合一哲学思想，如阴阳、五行、太极、八卦、九宫、河图、洛书等宇宙模型，还有传统的气血理论和奇经十一脉[1]、十二经络理论。此外，还要对人体的有形生理解剖结构和无形的精炁神以及经络运行有充分的理解。

《丹溪心法·能合色脉可以万全》中有云："欲知其内者，当以观乎外，诊于外者，斯以知其内。盖有诸内者形诸外，苟不以相参，而断其病邪之逆顺，不可得也。"[2] 故曰："视其外应，以知其内脏，则知所病矣。"[3] 所谓天人相应，脉法亦是如此。太素脉法诊脉，结合了人体本身的生理解剖结构。如在传统脉法里肺脉只在右寸部，而人体结构上肺是分为左右两肺的，太素脉法诊断肺脉则是对左右两侧寸部兼顾，完全符合人体脏器的实际分布；

① 陈云鹤.太素经脉医学.北京：华龄出版社，2021：239-240.

② （元）朱震亨撰.丹溪心法·能合色脉可以万全.北京：人民卫生出版社，2005：8.

③ 谢华编著.黄帝内经·灵枢·本脏.北京：中医古籍出版社，2000：631.

肝脉的位置也与肝脏本身位处身体右侧相符。其余各脏腑及其管道在脉象上也有相应的位置，故而太素脉法诊脉可查全身有形及无形的生理病理情况，堪称人体 CT 机。

此外，太素通中论 [①] 认为人体除了十二经络、奇经八脉外，还有龙脉、虎脉、中柱脉，故而为奇经十一脉。而且太素脉法除了与濒湖脉法相同的人脉外，还多了人脉两边的天脉和地脉作为诊脉内容，天地人脉与寸关尺部形成了立体九宫，把脉象分得更精细，不同的脏腑管道在不同的奇经和经络中显现，这也是太素脉法更精准的原因。

二、太素脉法的历史

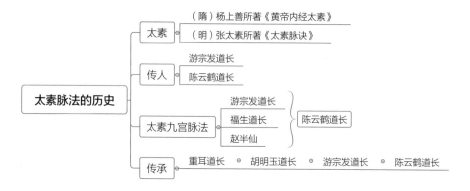

太素脉法的传承久远，太素脉诀本身是只在道门秘传的古脉法，东汉末年张道陵祖师在鹤鸣山以医弘道，太素脉诀因此而流传入民间。到了明代，青城山的张太素道长以此写成了《太素脉诀》，以命理性脉法为主。其实还有另外一套太素脉诀当时没有公开传出来，只传了很少的人，也就是

---

① 　陈云鹤 . 太素经脉医学 . 北京 : 华龄出版社，2021：161-254.

病理性脉法和功能性脉法，也就是用来看病的脉法，即是现在的太素脉法的源头。

现代太素脉法的传人有游宗发道长以及省级非遗传承人陈云鹤道长。现太素门内弟子百余人，太素脉法学员千余人，其中医疗行业从业者有上百人。

陈云鹤道长16岁跟随游宗发道长学习站桩静坐、太素内丹术、太素脉法（太素九宫脉法）、道门太素九宫用药、太素九宫针法、太素九宫灸法、太素九宫拔罐、太素九宫刮痧等。

游宗发道长13岁出家，在彭县（现彭州市）葛仙山跟始祖胡明玉修道，学习医道（太素脉法、道门处方用药、针灸、点穴、按摩、接骨、烧炼丹药），学习四平拳、火龙拳等桩拳；学习绘画、木雕，还练就了轻身功夫，且功力深厚。游宗发道长15岁出任葛仙山葛仙堂堂主，并于1952年带领部分民间医生在成都新都创办道济医社治病救人。1956年，政府将道济医社的医生集合起来成立了联合诊所，即现在成都市新都区中医院的前身。1972年游宗发到望江楼公园行医，1975年到青羊宫行医。

20世纪80年代国家宗教事务局刚刚恢复，出于一种使命感，为恢复各道观庙宇，游宗发道长便迫不及待地四处奔走，于1983—1985年任成都市道教协会常务理事，1989年主持修建四川省什邡县（现什邡市，下同）石门洞普陀庵，并任当家，1993年任四川省什邡县洛水镇大王庙主持，1995年重建四川省什邡县洛水镇岳家庵，并任主持，1985—1995年期间曾协助恢复中江县玄武观、青城山丈人观，1999年农历八月二十九（阳历10月8日）游宗发道长于新都家中羽化升仙，阳寿97载。

本书传授的太素脉法，是陈云鹤道长在继承游宗发道长的太素脉法后，走访民间时有幸遇到了赵半仙（赵学健）和福生道长，并向两位高人学习后整合而成的独有的太素九宫脉法。民间脉法高手赵半仙将肝胆与脾胃在脉中的位置进行了调换，提高了脉法诊断的精准度。而民间脉法高手福生道长是罗明山道长的高徒，且是入室弟子与恩师弟子，最后罗明山将太素脉法的秘本传给了他，他又将秘本传给了陈云鹤道长，使其印证了游师父所传脉法的正确性。陈云鹤道长经过多年的研究和学习，最终集合成了我们现在学习的太素脉法。

三、太素脉法的学习准备

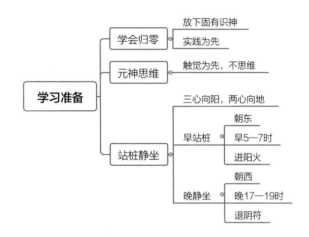

1. 学会归零

太素脉法初学者面临的最大困难就是后天固有思维模式的干扰，倘若先前学过传统脉法，则又更多了一层原先知识体系的干扰。与学院派传承的濒湖脉法相较，太素脉法有很多不同之处，认识也更为深刻，所以学习太素脉法要先学会归零。

太素脉法在定位上就与其他脉法不同，这是很多有医学背景的初学者非常容易混淆的地方。诊脉本身是肌肉记忆的过程，习惯了原先的定位，突然更改诊脉的位置和脏腑的分布是有些别扭的。而且太素脉法是以呼吸脉，诊脉时以氽为主，脉力反而是较小的，传统脉法的举按循，尤其是按法，常常会一按到底，错过许多脉点。

所以在学习前期，首先要破字当头，先实践，后理论。在最初阶段的入门课上，最先学习到的内容就是诊脉，实践先行，而不是传统课堂上的理论知识先行。入门班一开始就会教授鼻炎、咽炎等常见的病理脉点，这些脉点是比较容易找到的。等大家在课堂上通过互相把脉，实实在在地掌握了"点"的概念后，才开始教授理论。因而太素脉法的传习，是以器质性脉法入门，从点线面体入手，后期才是功能性脉法。能诊脉为主，其次才是理论。

诊脉本身就是操作技术，第一是实践，第二还是实践，第三更是实践，只有不断地实践才能提升。太素脉法是以脉因症治为主，临床的常见病，如胆结石、痔疮、肺结节等等，这些都是在脉上能直接摸到病点的。器质性脉点是病理性脉法的主要内容，从诊脉操作的基础上来学习脉法，以实践来指导理论。

所谓大道至简，诊脉时太素体现于质朴，教授和学习的过程都是简单易懂的，"道生一，一生二，二生三，三生万物"，太素脉法以九宫为出发点，衍生了九宫脉法、九宫针法、九宫罐法、九宫灸法等等，根本理论依托于宇宙模型，从诊断到用药皆如此。

2. 元神思维

太素脉法只有一种辨证方法——指下辨证，通过手指触觉直接诊断病症，而不需要通过感觉、思维、推理来进行诊断。人类的思维大致可以分为逻辑思维、形象思维、发散思维、聚合思维、联想思维、创新思维、系统化思维等等，而我们所了解的这些思维方式大概都是西方人所了解的思维方式。云鹤道长认为，在众多的思维中，最重要的是直觉思维、辨证思维和元神思维，这些正是学习太素脉法的思维方式。

直觉思维是第一思维，辨证思维是第二思维，而元神思维就是不思维，元神思维是道门提出的特有思维方式，超越其他所有的思维。道家认为，人有两个系统，一个是有形系统（又称显性系统），一个是无形系统（又称隐性系统）。有形系统就是指大家都熟知的身体系统，包括七脏九腑、骨骼、肌肉等等，而无形系统是以"炁"为基础构成的能量生命（包括三魂七魄、奇经十一脉、十二经络、穴位、炁）。元精、元炁、元神就是我们的三魂。只有当我们不思维的时候，我们的元精、元炁、元神才发挥作用。对于事物的认识，仅靠我们的直觉和辨证思维还远远不够，只有加上无形系统，靠元神思维，才能透过现象看到事物的本来面目，才能直指生命本体。所以道门特别强调元神思维，也就是不思维，唯有这样无形系统才能被发现。

而元神思维的发现，只有通过修炼获得，其中最简单的炼养方法便是站桩、静坐。

元神思维的获得后，对疾病进行正确辨证和诊断的最直接最根本的途径就只有一种辨证方法——指下辨证，通过手指触觉直接诊断病症，而不需要通过感觉、思维、推理来进行诊断。

正确诊断后，在临床用药和治疗手段的选择、实施过程中，元神思维也是最好的思维，贯穿于治疗过程的始终。

3. 站桩静坐

站桩静坐是太素内丹术的基础。通过站桩和静坐，我们的触觉和身体的灵敏度都会得到很大的提高。在前面我们讲过，太素脉法要诊三根脉，其中的天脉和地脉为炁脉，天脉为阳炁脉，地脉为阴炁脉，医者必须要用炁去把脉，才能诊断准确。而且还要定形、定性、定位、定量、定时空，看似简单的三指诊脉，但却需要感知这么多信息，这对于医者自身的炁和诊脉精确度的要求很高，唯有炼养，也就是站桩静坐，增强丹田能量，提高手指灵敏度，才能摸到非常细小的脉象。

另外，站桩与静坐是很好的锻炼和养生的方法。因为要用炁给病人诊脉，为了防止病人的病炁传到医者身上，我们医者首先就要把自己的身体练好，让自己的炁场强大起来，这样一是可以用炁去感知病人身上的病炁，二来也可以保护自己，阻挡病人的病炁传到自己身上。

站桩静坐方位：刚入门要像向日葵一样跟着太阳走，三心向阳，两心向地。

早上站桩方向：朝东。

晚上静坐方向：朝西。

特别要注意的是，道家不提倡晚上站桩，站桩生阳宜在上午，叫早站桩，进阳火，金生水，5—7时最佳。晚静坐，退阴符，17—19时最佳。

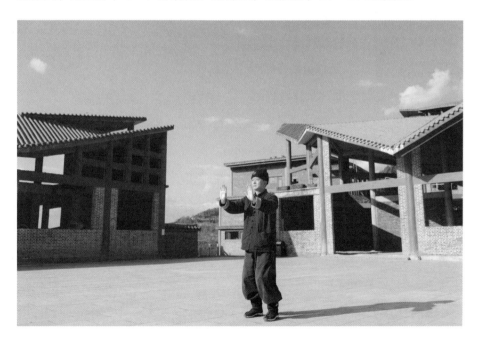

1）向阳桩——进阳火

① 时间：当地时间早上的 5—7 点，在中西部的朋友要注意时差，上午 5—10 点也可。

② 方向：早上向东，即面向太阳（向阳桩），没有太阳时也一样，参考向日葵的方向。

③ 地点：最好在室内，周围空间安静、无风雨的地方，室内木屋最好。若在高楼层，站完后可去室外接接地气。

④ 开功：升降开合各 3~5 次，升、开吸气的同时把肛门收紧提起来，同时想着头顶、脚趾抓地；降、合呼气的同时放下意念，放松肛门、脚趾。呼吸要深、柔、细、长。

⑤ 站桩：

眼睛：半睁半闭，上眼皮下垂，留一条缝隙，但不能全闭住。

鼻子：呼吸深柔细长，吸气提肛，呼气放松，练一会儿后免去提肛。

嘴巴：轻闭，舌抵上腭。

手臂：伸直，使肺充分打开，肺朝百脉。五指自然张开，做投降状，指尖与肩同高，练一会感觉累后，手臂可慢慢收回。

膝部：膝关节微曲，不超过脚尖。不要弯得太深，容易伤膝盖。

双脚：站立时与肩同宽，受力要均匀，不可前倾后仰。例外：若左 / 右腿脚有伤，则让另一只腿脚受力多一些。

⑥ 意念：站桩开始后，把注意力放在呼吸上，若有杂念跑出来，任其自然。若杂念过多，可默念《高上玉皇心印妙经》。

⑦ 时长：最少 8 分钟，一般 20~30 分钟为宜，可逐渐延长时间。夏天站桩（如 20 分钟）比静坐（如 40 分钟）时间短，冬天站桩（如 40 分钟）比静坐（如 20 分钟）时间长，春秋等长。

⑧ 收功：升降开合 3~5 次，双手太极握，鼻喷气 5 下，接着叩齿，用下牙叩上牙 24 次，然后左右手心轻压耳朵，手指拍后脑，即鸣天鼓 36 次，

最后可搓热双手，手指分开，从前向后梳头，次数不限。如实在没时间，鼻子喷气快速收功。

⑨ 注意：站桩静坐时，避风如避箭，结束后半小时内不要碰冷水，少吃辛辣刺激的食物。

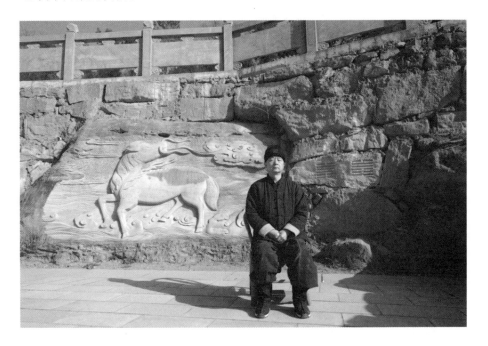

《高上玉皇心印妙经》①

上药三品，神与气精，恍恍惚惚，杳杳冥冥。

存无守有，顷刻而成，回风混合，百日功灵。

默朝上帝，一纪飞升，智者易悟，昧者难行。

履践天光，呼吸育清，出玄入牝，若亡若存。

---

① 正统道藏·洞真部本文类·高上玉皇心印妙经（第一册）.上海：上海书店出版社，1988：748.

绵绵不绝，固蒂深根，人各有精，精合其神。

神合其气，气合其真，不得其真，皆是强名。

神能入石，神能飞形，入水不溺，入火不焚。

神依形生，精依气盈，不凋不残，松柏青青。

三品一理，妙不可听，其聚则有，其散则零。

七窍相通，窍窍光明，圣日圣月，照耀金庭。

一得永得，自然身轻，太和充溢，骨散寒琼。

得丹则灵，不得则倾，丹在身中，非白非青。

诵持万遍，妙理自明。

2）太极坐——退阴符

① 时间：当地时间中午 11 点以后都可以静坐，其中下午 5—7 点，晚上 23 点到凌晨 1 点最好。

② 方向：下午面朝西，晚上有月亮时面向月亮的方向，没有月亮时面朝南。

③ 地点：最好在室内，周围空间安静、无风雨的地方，室内木屋最好。

④ 静坐：

眼睛：闭眼。

鼻子：呼吸深、柔、细、长。

嘴巴：轻闭，舌抵上腭。

坐姿：双腿自然垂足而坐，屁股只坐凳子前 1/3 左右，选择坐下后大腿与地面大约平行的坐具。不要盘腿，腰背挺直。

手势：右手握住左手大拇指纂拳，左手其余四指顺势包裹右手，从上往下看，呈太极状。手势意义：万物负阴而抱阳。

⑤ 意念：静坐开始后，把注意力放在呼吸上，若有杂念跑出来，任其自然。若杂念过多，可默念《清静经》。

⑥ 时长：最少8分钟，一般20~30分钟为宜，可逐渐延长时间。夏天静坐（如40分钟）比站桩（如20分钟）时间长，冬天静坐（如20分钟）比站桩（如40分钟）时间短，春秋等长。

⑦ 收功：双手太极握，鼻喷气5下，接着叩齿，用下牙叩上牙24次，然后左右手心轻压耳朵，手指拍后脑，即鸣天鼓36次，最后可搓热双手，手指分开，从前向后梳头，次数不限。如实在没时间，鼻子喷气快速收功。静坐完毕也可不收功直接入睡，醒来再收功。

⑧ 注意：站桩静坐时，避风如避箭，结束后半小时内不要碰冷水，少吃辛辣刺激食物。

《清静经》①

老君曰：大道无形，生育天地；大道无情，运行日月；大道无名，长养万物；吾不知其名，强名曰道。夫道者：有清有浊，有动有静；天清地浊，天动地静。男清女浊，男动女静；降本流末，而生万物。清者浊之源，动者静之基。人能常清静，天地悉皆归。

夫人神好清，而心扰之；人心好静，而欲牵之。常能遣其欲，而心自静，澄其心，而神自清。自然六欲不生，三毒消灭。所以不能者，为心未澄，欲未遣也。能遣之者，内观其心，心无其心；外观其形，形无其形；远观其物，物无其物。三者既悟，唯见于空；观空亦空，空无所空；所空既无，无无亦无；无无既无，湛然常寂；寂无所寂，欲岂能生？欲既不生，即是真静。真常应物，真常得性；常应常静，常清静矣。如此清静，渐入真道；既入真道，名为得道，虽名得道，实无所得；为化众生，名为得道；能悟之者，可传圣道。

---

① 正统道藏·洞真部玉诀类·清静经（第十七册）.上海：上海书店出版社，1988：166-195.

老君曰：上士无争，下士好争；上德不德，下德执德。执著之者，不名道德。众生所以不得真道者，为有妄心。既有妄心，即惊其神；既惊其神，即著万物；既著万物，即生贪求；既生贪求，即是烦恼；烦恼妄想，忧苦身心；便遭浊辱，流浪生死，常沉苦海，永失真道。真常之道，悟者自得，得悟道者，常清静矣。

仙人葛翁曰：吾得真道，曾诵此经万遍。此经是天人所习，不传下士。吾昔受之于东华帝君，东华帝君受之于金阙帝君，金阙帝君受之于西王母。西王母皆口口相传，不记文字。吾今于世，书而录之。上士悟之，升为天官；中士修之，南宫列仙；下士得之，在世长年。游行三界，升入金门。

左玄真人曰：学道之士，持诵此经，即得十天善神，拥护其神。然后玉符保神，金液炼形。形神俱妙，与道合真。

正一真人曰：人家有此经，悟解之者，灾障不干，众圣护门。神升上界，朝拜高尊。功满德就，相感帝君。诵持不退，身腾紫云。

详情可关注太素脉法公众号，查看视频讲解

太素炼养 || 云鹤道长演示道门站桩静坐

太素脉法

基础篇

一、太素脉法与传统脉法

1. 太素脉法的特点

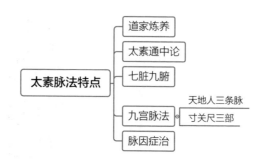

太素脉法是道门秘传的古脉法，传承了道家医学内丹养生理论与实践，诊脉者必须修炼道门吐纳导引和内丹术，早站桩、晚静坐增强个人体质和手指触觉灵敏度，以精准诊断脉象。

太素脉法以太素通中论为理论基础。传统中医以五脏六腑为主，而太素通中论则解构了奇恒之腑，重构了七脏九腑的概念。故而太素脉法中有头脉、外肾脉、卵巢脉等等。

太素脉法又称为九宫脉法。常用的濒湖脉法是以诊断气血为主，而太素脉法左右手均有天地人三脉，与寸关尺三部横竖交叉形成九宫，天脉属阳，是阳炁脉；地脉属阴，是阴炁脉；人脉是半阴半阳脉，对应人体七脏九腑、四肢、皮肤等。

太素脉法讲究脉因症治，不用病家开口，便知病在何处，把脉后与病家印证，仅凭诊脉便能对风寒湿热燥火及脉炁、脉点、脉线、脉面、脉体在人体脉象中的反映给予精确的诊断，以指下辨证为主，九宫脉法对应使用九宫治法，为治疗提供可靠的依据。

《诊宗三昧》有云："迩来病家亦有三般过差，一者匿其病情，令猜以验医之工拙；一者有隐蔽难言之病，则巧为饰词，以瞒医师；一者未脉先告以故，使医溺于成说。"[①] 张璐医家描述了三种患者在求诊时候容易出现的问题，一是自居为考官，闭口不谈自己的病情，要求医者诊脉来考验实力；二是瞒报，有病不言，故意隐瞒病情；三是力求自己作为主导，医者尚未开口，就自行把病情下了诊断。这三者都是临床极为常见的求诊状态，患者患病日久，或多或少会有着各种心态上的变化。而太素脉法恰好能够解决这些问题：脉因症治，以脉为准，避免了患者的很多主观臆断。器质性脉法诊断形的问题，功能性脉法诊断炁血的病因病机，综合而来全貌即现。

2. 传统脉法

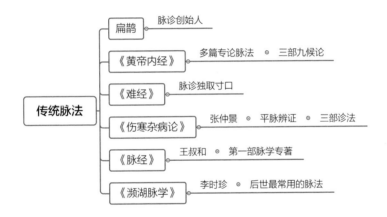

临床上大多使用的是濒湖脉法。扁鹊被誉为脉诊的创始人。《史记·扁鹊仓公列传》曰："至今天下言脉者，由扁鹊也。"[②] 可见早在公元前 5 世纪，医家扁鹊便已擅长候脉诊病。

---

① （明）滑寿等著．脉学名著十二种．郝思思，张慧芳，孙志波校注．北京：中医古籍出版社，2005：225-226.

② （汉）司马迁．史记．北京：中华书局，1999：2149.

其后在《黄帝内经》中有多篇关于脉法的记载，如《素问·脉要精微论》《素问·玉版论要》《素问·玉机真脏论》《素问·三部九候论》等等，这些篇章都奠定了脉学的理论基础。

《难经》延续《内经》的脉意，《素问·经脉别论》指出："脉气流经，经气归于肺，肺朝百脉……气口成寸，以决死生。"① "寸口者，脉之大会，手太阴之脉动也……寸口者，五脏六腑之所终始，故法取于寸口也。"② 由此首先提出脉诊独取寸口的理论。

东汉张仲景在其《伤寒杂病论》一书中有两篇专论脉法《平脉法第一》《平脉法第二》，曰："平脉大法，脉分三部。浮部分经，以候皮肤经络之气；沉部分经，以候五脏之气；中部分经，以候六腑之气。脉分寸关尺，寸脉分经以候阳，阳者气之统也。尺脉分经以候阴，阴者血之注也；故曰阴阳。关上阴阳交界，应气血升降，分经以候中州之气。"③ 确立了"平脉辨证"的原则。

西晋王叔和著《脉经》，这是我国历史上第一部脉学专著。《脉经》不仅集汉以前脉学之大成，还确定了27种脉象的指感形象，如"浮脉，举之有余，按之不足。芤脉，浮大而软，按之中央空，两边实……滑脉，往来前却流利，展转替替然，与数相似"④，由此首开脉证鉴别的先河。

李时珍在王叔和的基础上编写了《濒湖脉学》，阐述了27种脉象的脉形特点及主治症状，并编写了歌诀，如"弦来端直似丝弦，紧则如绳左右弹。紧言其力弦言象，牢脉弦长沉浮间"⑤，便于传诵。

———————

① 傅景华主编.黄帝内经素问·经脉别论.北京：中医古籍出版社，1997：37.
② 牛兵占译注.难经译注·第一难.北京：中医古籍出版社，2004：1.
③ 刘昆湘述义.刘仲迈疏释.伤寒杂病论义疏.中医棒棒糖论坛，2007：4-5.
④ （西晋）王叔和撰.脉经译注.牛兵占主编.北京：中医古籍出版社，2009：1.
⑤ （明）李时珍著.濒湖脉学译注.程宝书，王其芳译注.北京：中医古籍出版社，1988：78.

临床常用的 28 脉

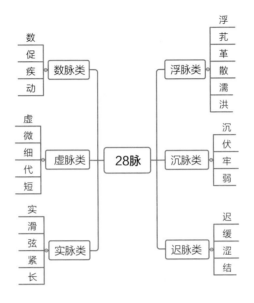

（1）浮脉：主表证，见于外感疾病初期阶段。脉浮而无力为表虚证；浮而有力为表实证。此外，浮脉也见于久病体虚，阳气外浮的病证，其脉象特征是浮大而无力。

（2）芤脉：主失血，伤阴。

（3）革脉：主亡血失精，半产漏下。

（4）散脉：主元气离散。

（5）濡脉：主虚证或湿证。

（6）洪脉：主实热证。

（7）沉脉：主里证。沉而有力主里实证，见于痰饮、食积、气滞、寒邪内阻、内热炽盛、结石阻滞等证；沉而无力为里虚证，多见于阳虚、气虚等证。

（8）伏脉：脉伏而有力为实，见于邪闭、厥证和痛极。若脉伏而无力，见于心阳衰微，阳气欲绝之时。

（9）牢脉：主实证，见于阴寒痼疾，如疝气癥瘕。

（10）弱脉：主虚证。

（11）迟脉：主寒证。迟而有力为实寒，迟而无力为虚寒。

（12）缓脉：若脉来从容和缓、浮沉得中，见于正常人，是有胃气之征。主病之缓脉见于湿证或脾虚证。

（13）涩脉：涩而有力主实证，见于气滞、血瘀、食积、痰浊阻滞在内；涩而无力为虚证，多为精亏血少的病证，如男子遗精、滑精、精少不育；女子半产漏下、闭经、死胎，均可出现涩而无力的脉象。

（14）结脉：结而有力主实证，见于阴盛气结，如寒痰血瘀，癥瘕积聚等。结而无力主虚证，见于真元虚衰、气血虚弱。

（15）数脉：主热证。数而有力为实热证，数而无力为虚热证。

（16）促脉：促而有力为阳热亢盛，实邪阻滞；脉促无力，主脏腑虚衰。

（17）疾脉：主阳极阴竭，元气将脱。

（18）动脉：主惊恐和痛证。

（19）虚脉：主虚证，如气虚、血虚、阴虚、阳虚、脏腑内虚等。

（20）微脉：主阴阳气血诸虚。

（21）细脉：主虚、主湿。

（22）代脉：代而有力见于风证痛证、七情惊恐、跌打损伤；代而无力主脏气衰微。

（23）短脉：主气病。

（24）实脉：主实证。凡寒凝、热盛、气滞、血瘀、食滞、痰浊等邪气内阻，而正气不衰的病证，皆可出现实脉。

（25）滑脉：主痰饮、食滞、实热证。

（26）弦脉：主肝胆病、痰饮病、各种痛证、疟疾。

（27）紧脉：主寒证、痛证、宿食内阻。

（28）长脉：主阳证、实证、热证。

3. 太素脉法与传统脉法（濒湖脉法）的区别

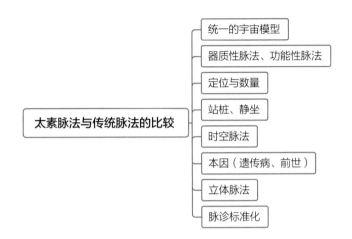

太素脉法与传统脉法的比较
- 统一的宇宙模型
- 器质性脉法、功能性脉法
- 定位与数量
- 站桩、静坐
- 时空脉法
- 本因（遗传病、前世）
- 立体脉法
- 脉诊标准化

濒湖脉法诊断的是阴阳、表里、寒热、虚实，其根据是五脏六腑、奇经八脉、十二经络。而太素脉法以太素通中论为理论基础，与原先的五脏六腑、奇经八脉不同，诊脉当中候七脏九腑、奇经十一脉，而其与传统脉法的区别主要有以下九个方面：

第一，太素脉法有天地人三根脉。濒湖脉法只有人脉一根脉。

第二，太素脉法既有器质性脉法又有功能性脉法。濒湖脉法仅有功能性脉法。

第三，太素脉法的器质性脉法以五定为特点，故可以标准化。濒湖脉法脉诊难以标准化。

第四，太素脉法要求站桩、静坐、练内丹术，增强自身内炁，同时提高手指的灵敏度，在把脉时凭触觉，且运用自身炼养所储存的内炁，以炁吸脉，把脉之后要排病炁。濒湖脉法把脉不强调站桩、静坐、内丹术，把脉时需要感觉结合辨证，并没有以炁吸脉的技法。

第五，太素脉法运用了阴阳、五行、九宫、八卦，太极五个宇宙模型。濒湖脉法以阴阳、五行为主。

第六，太素脉法可以运用河图、洛书定时空，故又被称为时空脉法。濒湖脉法关于时空的概念很少涉及。

第七，太素脉法不但讲内因、外因、不内不外因，还讲本因（遗传病等）。濒湖脉法中没有本因脉法。

第八，太素脉法以九宫为主，包括其辨证后的治疗方法也是基于宇宙模型。濒湖脉法是以传统辨证为主的。

第九，太素脉法是立体脉法，是对人体的前后、左右、上下、内外全方位的诊断，其根据是七脏九腑、管道、骨骼、奇经十一脉、十二经络。濒湖脉法比较平面化，缺乏立体性。

传统脉法在寸脉上的诊断，有遍诊法、三部诊法和寸口诊法三种。遍诊法见于《素问·三部九候论》，是一种诊察全身动脉搏动的方法，即将切脉的部位分为头、手、足三部，每部又各分天（上）、人（中）、地（下）三候，故遍诊法又称"三部九候法"。三部诊法是由东汉医家张仲景所创立的一种诊脉方法，即上部人迎（颈总动脉搏动处）候胃气；中部寸口（桡动脉搏动处）候十二经之气；下部趺阳（相当于足背动脉搏动处）候胃气，也有加上足少阴（太溪穴）以候肾气。

中医学院里教授的大多为濒湖脉法。濒湖脉法只候一根人脉，他所谓三部九候，寸、关、尺为三部，每一部都有浮、中、沉，三三见九，所以叫九候。

太素脉法同样有三部九候，在左手和右手上各有三根脉，称为天部、地部、人部，此为三部。天部为阳炁脉，主要诊断脊柱，地部是阴炁脉，主要诊断小脏器，人部为阴阳脉，主要诊断七脏九腑。所谓九候就是三部与寸关尺的交叉形成九个宫，在每一个宫里面候脉，称为九候。九候是在九宫里面候脉，首先候中宫太极点，再候八宫八卦的变化。每一个宫就有一个单卦，每一个单卦的阴阳变化就是我们定性的依据，此为功能性病变。器质性病变的每一个病都有一个形，都会反映在他所对应的九宫里面。而每一个宫都与人体脏腑、管道、骨骼、表里相联系。这正是传统中医脉诊所缺乏的。

　　另外，濒湖脉法主要是功能性脉法，而太素脉法不但是功能性脉法，还是器质性脉法。所谓器质性脉法是可以摸到器质性病变的。比如甲状腺结节、胆囊息肉、胆结石、乳腺小叶增生等等，这些都属于器质性病变。传统脉法在这方面基本上很难诊断，因为它主要是功能性脉法，以气血阴阳为主。器质性脉法还有一个优势，就是可以标准化。九宫里的每一个宫可以再分，分的很细，大九宫分成小九宫，小九宫还可以再分微九宫，以此类推，还能继续划分下去，细化后可以和西医的超声、磁共振检查媲美。西医的检查可以诊察器质性问题，然而却不能诊断气血阴阳的变化，而太素脉法却可以兼得。

二、太素脉法的基本内容

1. 太素脉法的定义

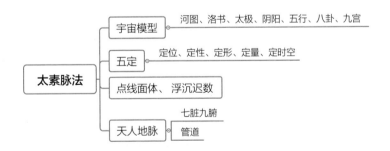

　　太素脉法是在道家思想的指导下，以河图、洛书为依据，以太极、阴阳、五行、八卦、九宫为模型，建立的定位、定形、定性、定量、定时空的脉法诊断系统，是道门秘传的古脉法，立足于道家天人合一观。

太素脉法又称太素九宫脉法，查看病症时，以风、寒、湿、热、积为基础脉象，以点、线、面、体、浮、沉、迟、数八字诀来诊断。分别在左、右手九宫位上进行把脉，查看七脏、九腑、四肢以及各脏各腑之间的管道脉象变化，反映出脉因证治在道医中的应用。

2. 太素脉法的分类

太素脉法以太素通中论为理论依据，以九宫为模型，来诊断人体的有形的生理解剖结构和无形的精、炁、神以及经络运行。用于诊断疾病的属于太素脉法的病理脉法，进一步可分为器质性脉法和功能性脉法，分别偏重有形系统与无形系统。

1）器质性脉法

太素脉法的器质性脉法，顾名思义，是通过诊脉可以准确地把握人体的器质性病理情况，类似于西医的超声和磁共振检查。其特点是"病在脉存，病去脉消"，主要用于诊断有形系统的病变，以脏器及有形管道为主。

相对于传统脉法，太素脉法多诊断两根脉，天、地、人脉与寸、关、尺交叉形成九宫，纵向诊察的也可分为三层和六层，在立体结构中诊察脉象，以定位、定形、定性、定量、定时空为特点，可以精准地把握病灶的位置、大小、性质等等。

2）功能性脉法

太素脉法的功能性脉法，主要根据脉象的位置变化、炁血的进出大小、快慢、寒热变化，炁机的顺逆等，诊断人体内部炁血舒布与循环的异常，表现为浮、沉、迟、数、滑、涩、虚、实等脉象。其特点是以炁血为主要诊脉内容，用于诊断无形系统，包括了生理和功能性病理两部分。

3. 太素脉法的五定

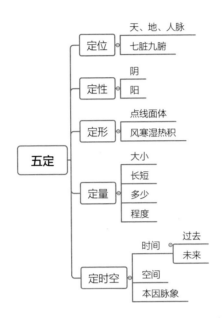

注：以掌后高骨下平阳大会为寸脉。

1）定位

（1）定寸部。

传统脉法在定位上，以掌后高骨而定指关脉，关以上定指为寸脉，关以下定指为尺脉，名以寸、关、尺。据现代解剖学而论，所切之脉，为人手桡动脉，而桡动脉以掌后高骨分支，一支脉环于手背，一支脉环于手掌心，其寸脉为支脉，其尺脉为之主脉，而关脉为之交叉，由于高骨的凸出使脉的形态产生不自然规则。这种主次层次的混杂，人为与自然的异体，其脉象的真实性就缺乏可靠的依据。所以太素脉法是以掌后高骨下平阳大会为寸脉，依次而为关脉与尺脉。

小儿寸口部位较短，仍是平阳大会为寸，但多用"一指定关法"切脉，即用食指统按寸关尺三部脉。

（2）定脏腑。

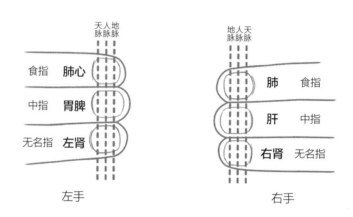

太素脉法分为天地人三根脉，其中人脉为血脉，天脉和地脉均为炁脉，人脉具有脉搏搏动感，故先定位人脉，人脉定位以掌后高骨下平阳大会为寸，依次为关、尺脉，食指于寸上一指为头脉，尺外小指为外肾。头脉和外肾脉是太素脉法独有的诊脉，属于道门秘传之法。

天地人脉均在高骨以下取，定位人脉后，外侧（桡侧）即是天脉，内侧（尺侧）即是地脉。人脉为血脉，也是最重要的脉，其诊断脏器最多，五脏六腑均在其中；天脉为炁脉，主要诊断脊柱，如颈椎、胸椎、腰椎等等，而地脉为炁脉，主要诊断小脏器及腺体，如甲状腺、乳腺等等，难度也是最大的。太素脉法与人体生理解剖结构上大多是对应的，但也有例外之处，此为秘传之法，不再赘述。

具体分布如下：

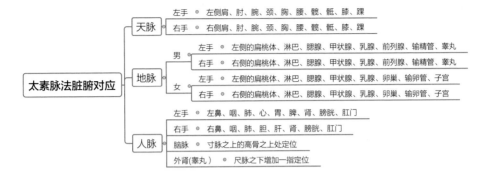

太素脉法脏腑对应
- 天脉
  - 左手：左侧肩、肘、腕、颈、胸、腰、髋、骶、膝、踝
  - 右手：右侧肩、肘、腕、颈、胸、腰、髋、骶、膝、踝
- 地脉
  - 男
    - 左手：左侧的扁桃体、淋巴、腮腺、甲状腺、乳腺、前列腺、输精管、睾丸
    - 右手：右侧的扁桃体、淋巴、腮腺、甲状腺、乳腺、前列腺、输精管、睾丸
  - 女
    - 左手：左侧的扁桃体、淋巴、腮腺、甲状腺、乳腺、卵巢、输卵管、子宫
    - 右手：右侧的扁桃体、淋巴、腮腺、甲状腺、乳腺、卵巢、输卵管、子宫
- 人脉
  - 左手：左鼻、咽、肺、心、胃、脾、肾、膀胱、肛门
  - 右手：右鼻、咽、肺、胆、肝、肾、膀胱、肛门
  - 脑脉：寸脉之上的高骨之上处定位
  - 外肾（睾丸）：尺脉之下增加一指定位

人脉处需要注意的是，传统脉法中左侧寸部仅为心，右侧寸部为肺。但在太素脉法中，右侧寸部为肺，左侧寸脉的上 2/3 仍是肺，下 1/3 才是心。同样的，传统脉法中左侧关部为肝，而太素脉法中左侧关部为胃，右侧才是肝。这是根据人体解剖位置做出的调整，人体结构上肺是分左右两部分的，肝则在人体的右侧。相较于传统脉法，太素脉法更能对应人体，并做出精准的诊断。

太素经脉医学七脏九腑对应表								
男 **脏**	肝	心	脾	肺	肾	大脑	睾丸	
腑	胆	小肠	胃、胰腺	大肠	膀胱	脊柱	精囊	前列腺
女 **脏**	肝	心	脾	肺	肾	大脑	卵巢	
腑	胆	小肠	胃、胰腺	大肠	膀胱	脊柱	子宫	乳房

此外，太素通中论认为人体是由管道构成的，七脏九腑中，脏与脏之间，脏与腑之间，腑与腑之间都是由管道（有形和无形）连接的。一旦出现病症就都能通过太素脉法诊断得到。上病上候，下病下候，左病左候，右病右候，前病任脉、人脉，后病督脉。所以除了脏器本身外，管道和彼此的连接，如血管、淋巴管、胆管等等，这些都是在脉象上可以诊断出来的。

太素脉法以九宫脉法为主，寸关尺各分三层，大九宫小九宫，立体形象地与人体结构相对应，定位会发生器质性病变的部位，精准到脏器管道关节，同时明确层次，一指定乾坤，确定病变在皮肉筋脉骨的哪一层，结合九宫脉法大九宫小九宫的划分方式，如扫描一般精准抓到病灶。

2）定形

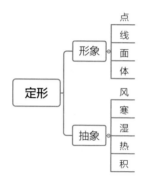

（1）点线面体。

点线面体是病灶的反映，体现了脉因证治，就是"病在脉存，病去脉消"。通俗地说，就是只有脏器有问题了脉上才会有这个形状出现。也正因为这样，太素脉法被誉为"行走的 CT 机"，因为通过诊脉得到的结论，基本上和 CT 结果是一致的。

点，根据软硬、大小、形状、分布，可以分为软点、硬点、小点、大点、尖点、圆点、密点、麻点，等等。

线，根据软硬、松紧、分布、形状的不同，可表现为细线、粗线、断线、斜线、圆线、紧线、涩线，等等。

面，根据诊脉的部位、深浅、大小、质地，可以表现为凸面、凹面、毛面、点面、滑面，等等。

体，根据软硬、大小、形状、部位，可以分为软体、硬体、小体、大体、刺体、姜体，等等。

太素脉法重在实践，尤其点线面体，这是太素脉法区别于其他脉法的一大特点，也是入门学习的第一步，各种形状，唯有初学者亲自上手实践才能体悟。

（2）风寒湿热积。

风、寒、湿、热、积是太素脉法的基础脉象，也是器质性脉法与功能性脉法的结合。根据临床实践的认识分类如下：

● 风脉

风乃百病之长，善行而数变，风胜则动，风性开泄清扬，风性属阳。

风性为阳，多向外向上，脉象上浮而虚，似有无形之鼓风包，轻重以形大小而定；细细诊察时，可感到风动感。风脉在临床上很多见，而且很少单独出现，更多地是与寒、热、湿共同作用。风为清浊二气搏击于中而成。风是动态的，故而风脉只会出现在内外连通可有风动之处。传统诊脉所谓的左关处肝风内动，以太素脉法的定位来看，左关处确实可有风脉，但却是胃风。肝在人体的右边，肝脉在右关才对。而肝脏本身是一个实心的器官，胃肠才是空腔的，故而胃风、肠风可有，肝风难现（唯有胃肠风灌到胆管进入肝，才会出现肝风，实际上是胆风）。

太素通中论认为风能够作用于人体，必然是空腔且与外界有连接的脏器，如肺、胃、肠、膀胱等。风也分为外风和内风，外风是外来之气，以六淫风邪为主；而内风多为消不良、化不良、尿液潴留引起。

肺风为外风，在人脉寸部为主，肺主皮毛，卫气固护肌表，外风袭表，首先犯肺，表现为恶风、流涕、鼻塞，等等。胃风，既有外风也有内风，在人脉关部为主，胃的外风可为外来之气，风邪直中，进入胃后，表现为头晕、头顶重沉、恶心等；胃的内风多是消不良引起的，是腐气，表现为胃胀、胃痉挛、不欲饮食等。肠风为内风，类似于胃风，是化不良引起的，是沼气，即是甲烷，表现为下痢、下腹胀满、矢气等。膀胱为内风，人脉尺部多见，是尿液潴留引起的，表现为膀胱胀痛、小便带泡，膀胱风就是氨气。

- 寒脉

寒性凝滞，寒主收引，寒则气收，寒性属阴。

寒性凝且滞，脉象上为紧、细、沉为多见，可为线也可为片、面。寒为外邪入侵，在表者为之初始；在腑为半表半里；在脏、在骨者为里。寒脉在各个宫位皆可出现，人脉及天脉居多，根据其位置及脏器大小，脉形大小与之成比例。寒与风可共同出现，在天脉尤为明显，浮紧为风寒致病，紧则项背几几，细者为寒主收引的表现，多有痛症，而沉则体现了寒的致病深度及病程。

寒多与风、湿相伴而使得人体致病，如类风湿关节炎、强直性脊柱炎、肩周炎、膝关节炎等等，寒使得筋膜粘连，给运动和生活带来困扰。

- 湿脉

湿性重浊，湿性黏滞，湿性趋下，湿性属阴。

湿性重且下，脉象上为沉、腻、浊为多见，可为点，也可为片。痰饮作祟，也表现为湿脉。百病皆有痰作祟，故而湿脉在各宫位皆可能出现，且边界不清，有时候是整体脉象，人脉多见。湿为气不足以化水，留滞所主，湿于肺成痰，湿于胃滞幽，湿于肾乏力身困。

湿多与寒、热、风相结合致病。湿在肺，可表现为肺炎、肺水肿、哮喘、慢阻肺；湿在皮肤，可表现为湿疹；在关节形成结缔组织病，关节浮肿，关节积液，可与风寒形成痹症；在心为心脏肿大，耙耙病；在脾形成脾大；在肝形成肝大、肝囊肿；在肾形成肾囊肿；在脑可形成脑雾、脑水肿。临床上多治疗用渗湿利水、补命门火，方主桂枝汤。湿与热相结合形成痛风，湿与寒结成痰，寒痰在肺，形成白肺，寒痰阻滞于经络，临床多用"烧山火"。

- 热脉

热性炎上，其性升腾，伤津耗气，易生风动血，热性属阳。

热性阳动，脉象上为数，可沉可浮，有形有聚。聚则成形，散则成气。脉呈聚则形质疏，与积同源，与风有相近非质。热脉在人脉上为主，数为主，在肺、胃二宫最为多见，但不单一出现，肺处可有风脉兼之，胃处常有积脉同存。

热常与风、湿、寒夹杂而致病，形成湿热、风热、寒热错杂等。如湿热郁蒸蒙蔽于上，清窍壅塞，则引起头晕胸闷甚或神志昏昧；如湿热下注大肠，蕴结膀胱，则致大便溏而不爽、小便不利，甚或二便不通；如湿热蕴毒，上壅咽喉，内聚肝胆，则咽喉肿痛、身目发黄；湿热外蒸肌腠，则发白等。湿热郁阻中焦日久，其热偏盛者，易化燥伤阴；其湿偏盛者，易损伤阳气。

风热致病，初起即见肺卫表证，症见发热微恶寒，咳嗽，头痛，咽痛等；继则邪热壅肺，症见身热，咳喘，汗出，口渴；若伤及肺络，可见胸痛，咯痰带血，或吐铁锈色痰；后期多表现为肺胃阴伤，症见低热，咳嗽少痰，口干咽燥等。如继而传入阳明，症见壮热，汗出，口渴，脉洪大等；其热下移，可见潮热，便秘，腹痛等；其热迫大肠者，可见下利色黄热臭；波及营分，扰及血络者，则见肌肤红疹。

寒热错杂，可见上热下寒，里热外寒，即寒包火等。所谓寒包火，常见于外感风寒而恶寒，其内有热痰，治疗上不可因热而一味地用寒凉之药，还需解表散寒。上热下寒，多见口腔溃疡与四肢发凉、腰膝酸软并见，水火难以既济，可察其中焦受阻。

• 积脉

积脉是管道受阻所成，如脉管经络，不通则痛，定位定点。

积以血瘀及食积为主，脉象直上直下，有积物应手。可因食积、热积、寒积、湿积、痰积，临床多见于肺结节、胆息肉、胃息肉、肾结石，等等。积有大小之分，坚软之异，光滑与毛糙之别，相互参合，大小归其形，坚软归其质，毛糙与光滑，归其溃烂与完整。积脉可结合点线面体一同参照。

3）定量

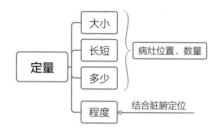

太素脉法的定量主要是指量化器质性病变，主要包括大小、程度、数量、长短、宽窄、单双侧，等等，类似于超声与 CT 的报告内容。比如肺结节是单侧还是双侧，腮腺肿大是一度还是二度，甲状腺结节有几个，腰椎间盘突出几节，等等。

此外，在功能性脉法上也同样适用，定量风寒湿热积的程度，比如寒脉，肺、胃、肾等是几处有寒，表寒还是里寒，寒的程度如何。

4）定性

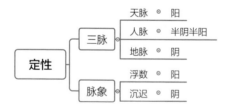

《素问·阴阳应象大论》曰："阴阳者，天地之道也，万物之纲纪，变化之父母。"[1] 太素脉法中天脉为阳、人脉为半阴半阳、地脉为阴；浮数为阳，

———————————

① 傅景华主编.黄帝内经素问·阴阳应象大论.北京：中医古籍出版社，1997：7.

沉迟为阴。脉又分三段，寸、关、尺，每一段脉可以表现出八种卦象，分出的每一小段脉又可以表现出八种卦象，也就是如同大九宫、小九宫，每一个格子里都有不同的八种脉象，每一段脉就是一个爻，八种脉象分别排列组合，不同的卦象以及不同的组合就可以反映出身体不同的问题。阴爻为寒，阳爻为热。

四	九	二
三	五	七
八	一	六

兑 4	乾 9	巽 2
离 3	5	坎 7
震 8	坤 1	艮 6

三根脉	寸	关	尺	补
地脉 人脉 天脉				
地脉 人脉 天脉				
地脉 人脉 天脉				
地脉 人脉 天脉				
地脉 人脉 天脉				
地脉 人脉 天脉				
地脉 人脉 天脉				
地脉 人脉 天脉				

5）定时空

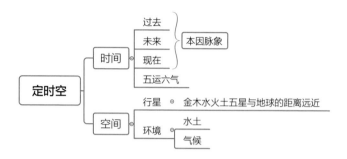

太素脉法的定时空就是诊断时间和空间对脉象、健康、疾病的影响。其中包括了根据年、月、日、时，以及五星的运行来推断人体与七脏的对应关系和人体随风寒湿热积产生的变化，还可通过河图、洛书、五运六气来推断日月五星的运动和天气的变化从而确定脉象随时间和空间的变化，以制定用药、针灸、刮痧、拔罐、点穴治疗的方案，定时空主要包括定时间和定空间。

定时间，主要用来诊断疾病的发生发展。简单来说，就是可以通过脉诊明确判断病脉属于过去病（包括遗传病）、现在病、还是将来病，或是病在五运由哪一运引起的。处在不同时期的疾病，在用药上大不相同。唯有精确地诊断才能精准地治疗。精确诊断后再以太素通中论为主，进行针对性地用药、针灸、刮痧、拔罐、点穴进行治疗。

定空间，包括了天文和地理两方面。天文主要用来预防疾病的发生发展，具体看金木水火土五星与地球的距离远近。五星与地球的远近会影响五行对应的脏腑，比如木星靠近的年份，人的肝胆管道容易出现问题，我们可以据此提前准备当年用来治肝胆管道疾病的药物。又由于肝属木，木易克土，因此胃肠管道也要受到影响，所以还要准备一些胃肠管道方面的药物以应调理、治疗之需。

火星靠近地球的年份，心脏容易出现早搏、胸闷、气紧、心律不齐等问题，就需提前准备调理、治疗心脏的药物。又由于火克金，肺经容易受到影响，所以提前准备润肺的药物，以备不时之需。再者木与火是母子关系，虚则补其母，所以还可以补肝胆，以此类推。

同时，五星也会影响出生年份对应的五脏。

木星靠近地球的年份里出生，容易患肝病；

金星靠近地球的年份里出生，容易患肺病；

水星靠近地球的年份里出生，容易患肾病；

火星靠近地球的年份里出生，心脏容易出问题；

土星靠近地球的年份里出生，胃容易出问题。

这就是中医治未病的理论依据——天人相应。与西医相比，中医与自然结合更紧密。

地理方面主要要看人的生长环境。人的身体会适应他所长期身处地区的水土、气候等环境。比如四川人普遍肝胆不好，为什么？因为四川潮湿，四川人顿顿吃得又辣又油腻，容易影响到肝胆。北方比较干燥，北方人来到南方湿气重的地方就容易得风湿。一方水土养一方人，这点在诊断的时候不容忽视。

本因脉象

本因脉象是太素脉法独有的。本因，顾名思义就是本来的原因，用来诊断疾病本来的病因，这就包括了体质、遗传、家族，等等。传统中医中很少提及遗传的概念，但太素脉法却认为遗传是可以诊断的。本因通过脉诊，既可以发现隐性的遗传病，也可以回溯已经发生的疾病。这对于预防疾病有很大的帮助作用，可以提醒病家提前介入避免措手不及。对于患者的体质不仅可以回溯过去病程，还可以对于未来有可能出现的异常病变提前给予调理纠正，达到真正的未病先防。

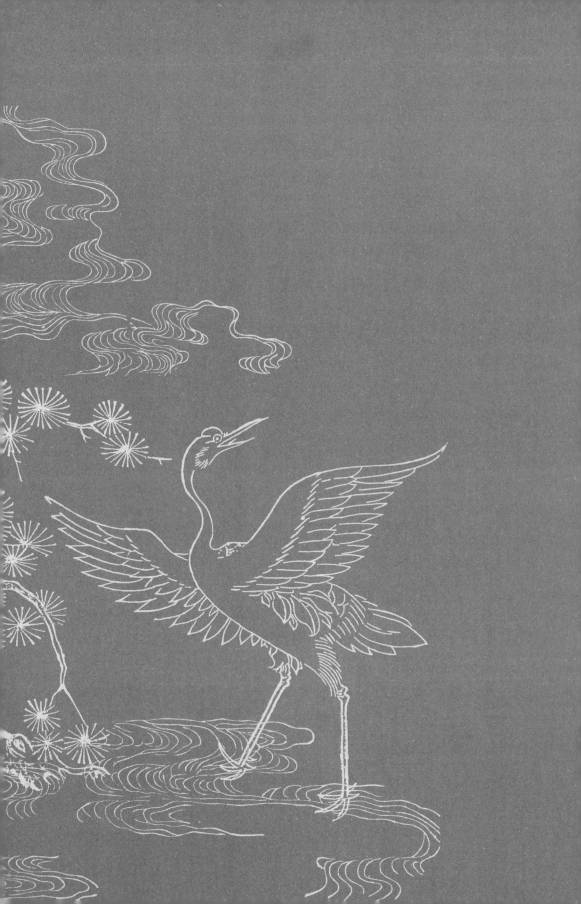

太素脉法
实践篇

一、诊脉准备

1. 诊脉时间

《黄帝内经素问·脉要精微论》曰："诊法常以平旦，阴气未动，阳气未散，饮食未进，经脉未盛，络脉调匀，气血未乱，故乃可诊有过之脉。"[①] 这就是说诊脉以清晨为最佳，不受饮食、活动等各种因素的影响，体内外环境都比较安静，气血经脉处于少受干扰的状态，故容易鉴别病脉。汪机认为："若遇有病，则随时皆可以诊，不必以平旦为拘也。"[②] 总地来说，诊脉时要求有一个安静的内外环境。诊脉之前，先让病人休息片刻，使气血平静；诊室也要保持安静，以避免外界环境的影响和病人情绪的波动，这有利于医生体会脉象。在特殊情况下应随时随地诊察病人，又不必拘泥于这些条件。

2. 诊脉姿势

医生和受检者侧向坐，医生以左手切按受检者的右手，以右手切按受检者的左手。患者正坐，或者仰卧，前臂自然向前平展，与心脏处于同一水平，腕伸直，手掌向上，手指微弯，在腕关节下面垫一高度和硬度合适的脉枕，使寸口部充分暴露伸展，气血畅通，便于诊察脉象。如不能坐可以仰卧，将手向前伸平，但忌侧卧，因为侧卧下面的臂部受压，或上臂扭转，都会影响气血流通，可能使脉搏产生变化，故古人诊脉强调平臂。《王氏医存》云："病者侧卧，则在下之臂被压，而脉不能行；若覆其手，则腕扭而脉行不利；若低其手，则血下注而脉滞；若举其手，则气上窜而脉驰；若身

---

① 傅景华主编.黄帝内经素问·脉要精微论.北京：中医古籍出版社，1997：24.
② （明）汪机撰.脉诀刊误附录·诊脉早晏法.北京：中华书局，1985：77.

覆，则气压而脉困；若身动，则气扰而脉忙。"① 这些都会有碍气血运行，影响脉象之本来面目，故病者诊脉宜正坐或正卧，直腕仰掌，即手臂及手腕充分放松，气血流通才能真实地反映受检者的情况。

《黄帝内经素问·脉要精微论》云："是故持脉有道，虚静为保。"② 《灵枢·小针解》云："空中之机，清净以微者，针以得气，密意守气勿失也。其来不可逢者，气盛不可补也。其往不可追者，气虚不可泻也。"③ 前面我们说过太素脉法讲究元神思维，以炁吸脉。医者诊脉前应摒除杂念，凝神静气，并使自己的手臂手腕同样放松，方可有良好的诊脉。

3. 常用诊脉手法

1) 布指

太素脉法以炁吸脉，把脉者诊脉时须凝神静气。医生三指略呈弓形，指端平齐，以指目（指尖与指腹交界处）切按脉体，布指疏密要和受检者身材的高矮胖瘦与手臂长短相适应。身高臂长者，布指宜疏，身矮臂短者，布指宜密。

2) 指目

手指指端皮肉凸起的最高端，是感应最灵敏的地方，犹如眼睛，故称为"指目"。切脉的时候，就是用指目感知脉的变化，效果最佳，多用于阴炁脉、阳炁脉。

① （清）王燕昌著述．王氏医存．江苏：江苏科学技术出版社，1983：26.
② 傅景华主编．黄帝内经素问·脉要精微论．北京：中医古籍出版社，1997：26.
③ 谢华编著．黄帝内经·灵枢·小针解．北京：中医古籍出版社，2000：455.

3）指腹

指腹指的就是手指最末节的位置，这里的肉比较软厚一些。指腹是跟指甲相对的，除了大拇指只有两个指节之外，其他几个手指都是 3 个指节，第 3 节指节的位置就是指腹位置，多用于诊血脉，也就是人脉。

4）太素脉法常用诊法

太素脉法以九宫脉法为主，天地人三脉条上，寸关尺各分三段，交叉共同形成九宫，以轻取、中取、重取、悬取、斜取、旋取为常用。

从古至今，诊脉指力的轻重运用都是十分讲究的。古人形象地将诊脉的指力形容为谷粒的重量——"菽数之重"：按照指力大小分为 1 ～ 15 菽。其中 15 菽最重，也是我们参考的标准——用力按感觉按到骨头上的力度。而太素脉法诊脉用力较传统脉法更为轻柔，指力大小在 1 ～ 10 菽。一菽之重为皮肤表层，二菽之重为筋膜经络，三菽之重为肌肉、脉管，九菽之重为筋骨。

① 悬取：医者诊脉时似按非按，若悬丝诊脉之状，以炁吸脉，指力不超过 1 菽。

② 斜取：医者诊脉时先轻取，继而或左或右倾斜，以指目两侧触之，指力 1~3 菽。

③ 旋取：医者诊脉时轻取或中取，上下左右触及脉形，察其形状、大小、数量等，指力 1~6 菽。

④ 寻取：医者诊脉时指力从轻到重，从重到轻，左右前后推寻，以寻找脉动最明显的特征。

⑤ 轻取：又为浮取，医生诊脉时用指力轻按于皮肤上以体察脉象，触手可得，稍微用力反而会减弱，指力为 1~3 菽。

⑥ 中取：医生诊脉时手指用力适中，按至皮肤以下以体察脉象，稍加用力诊脉，指力为 4~6 菽。

⑦ 重取：又为沉取，医生诊脉时手指用力加重，按至肌肉以体察脉象，

甚至推至筋骨，指力为 7~10 菽。

⑧ 按取：即按法，分为总按与单按。总按，是医生三指同时切脉的方法，是从总体上辨别寸关尺三部和左右两手的脉象形态、脉位浮沉等。总按是三指平布，同时切脉，用于功能性脉法居多。单按，是分别用一个手指诊察某一部脉象的方法，主要用于分别了解寸、关、尺各部脉象的形态，常用于器质性脉法。

二、天地人脉

1. 人脉

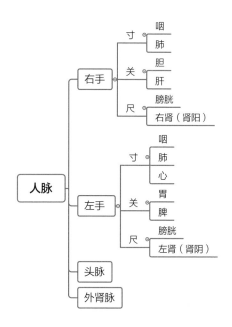

人脉是太素脉法中最基础也最为重要的脉，定位以掌后高骨下平阳大会为寸脉，依次而为关脉与尺脉。食指于寸上一指为头脉，尺外小指为外肾。

人脉是血脉，和传统脉法一样，有脉搏搏动感。

左手寸部为咽、肺、心，关部为胃、脾，尺部为膀胱、左肾；右手寸部为咽、肺，关部为胆、肝，尺部为膀胱、右肾。轻取为咽、胃、膀胱，中取为肺、心、脾、肝、肾。

传统脉法中左寸为心，右寸为肺，而太素脉法两侧均有肺，与解剖结构相应，前2/3为肺，后1/3为心。寸部轻取为咽；中取左为肺、心，右为肺。

2. 天脉

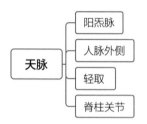

天脉位于人脉桡侧，轻取即得，可察人体脊柱关节之病变，从上到下依次对应为肩、肘、腕、颈、胸、腰、骶、膝、踝等。天脉属于阳炁脉，炁脉没有脉搏跳动感，诊脉时通过指下触感，来辨明椎体错位、椎间盘突出、脊柱侧弯、关节炎、关节积液等骨伤科疾病。

3. 地脉

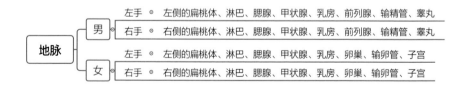

地脉位于人脉尺侧，诊脉时轻取、中取、重取，可察不同脏器，地脉是三条脉中最细、学习难度最大的一条脉，包含的脏器内容丰富。地脉脏器分布有性别差异，男性左手寸关尺分别为淋巴、扁桃体、腮腺、甲状腺、乳腺、前列腺、输精管、睾丸，右手寸关尺分别为淋巴、扁桃体、腮腺、甲状腺、乳腺、前列腺、输精管、睾丸；女性左手寸关尺分别为淋巴、扁桃体、腮腺、甲状腺、乳腺、卵巢、输卵管、子宫，右手寸关尺分别为淋巴、扁桃体、腮腺、甲状腺、乳腺、卵巢、输卵管、子宫。

三、头脉

头脉，又称为脑脉，定位于寸上一指，头脉本身具有头九宫，以百会为太极点，用于诊断脑部病变。

脑位于颅腔内，向下在枕骨大孔处连于脊髓。脑可分为六部分：端脑（大脑）、间脑、中脑、脑桥、延髓和小脑。通常把中脑、脑桥和延髓合称为脑干。脑的血液供应非常丰富，其血流量占心输出量的 15% 左右（脑的质量约占体重的 2%）。脑的动脉供应来源于颈内动脉和椎动脉，两动脉发出中央支和皮质支。中央支营养内囊、基底核、间脑，皮质支营养大脑皮质及其深面的髓质。脑的静脉不与动脉伴行，分浅、深两组。深静脉收集大脑深部的血液，合成一条大脑大静脉，在胼胝体压部下方注入直窦；浅静脉分布于脑的表面，主要收集大脑皮质及部分髓质的血液，均注入附近脑的硬脑膜窦。

道家把脑部分为九宫，其中最重要的一宫称为"泥丸"。"泥丸"也有脑神等其他含义，这个概念早在东汉就出现了。张道陵祖师所传《太清金液神丹经》卷上云："雄雌之黄养三宫，泥丸真人自溢充。绛府赤子驾玄龙，丹田君侯常丰隆，三神并悦身不穷，勿使霜华得上通。"①

大脑九宫学说是太素经脉医学对脑内部区域之划分，九宫之中各有神君居之。大约出于东晋时期的《洞真太上道君元丹上经》称："两眉间上，却入三分为守寸双田，却入一寸为明堂宫，却入二寸为洞房宫，却入三寸为丹田宫，却入四寸为流珠宫，却入五寸为玉帝宫。"②"明堂上一寸为天庭宫，洞房上一寸为极真宫，丹田上一寸为玄丹宫，流珠宫上一寸为太皇宫。凡一头中有九宫也。"③同样的，头脉在诊脉时还有个小九宫，也就是头九宫。

头脉的诊断包括器质性脉法和功能性脉法，器质性脉法以血管病变为主，常见的脉有线虫脉、蚯蚓脉、蛆虫脉，等等，而功能性脉法则更为广泛。

● 脑卒中

脑卒中又称脑血管意外，是由脑血管阻塞或破裂所引起的脑部血液循环障碍及脑组织功能和结构发生损害的一种疾病，分为缺血性脑卒中和出血性脑卒中。缺血性卒中临床上包括脑血栓形成、脑栓塞、腔隙性脑梗死。其病理基础主要是动脉粥样硬化，常见于高血压病、高脂血症、糖尿病并且有吸烟和饮酒史的中老年人，出血性脑卒中则分为蛛网膜下腔出血和脑出血。脑出血常见于同时有动脉粥样硬化和高血压病的患者，另外，脑动脉瘤和动静脉畸形也是其常见病因。

脑卒中，在中医上属"中风"，《金匮要略·中风历节病脉证并治》曰："夫风之为病，当半身不遂，或但臂不遂者，此为痹。脉微而数，中风使然。"④巢元方《诸病源候论·风病诸候·半身不遂候》说："风半身不遂者，脾胃

---

① 正统道藏·洞神部众术类·太清金液神丹经（第十八册）.上海：上海书店出版社，1988：748.
② 正统道藏·正一部·洞真太上道君元丹上经（第三十三册）.上海：上海书店出版社，1988：614.
③ 正统道藏·正一部·洞真太上道君元丹上经（第三十三册）.上海：上海书店出版社，1988：616.
④ （汉）张仲景撰.金匮要略·中风历节病脉证并治.北京：中医古籍出版社，1997：12.

气弱，血气偏虚，为风邪所乘故也。"①中医认为中风的病因病机是在气血内虚的基础上，因劳倦内伤、忧思恼怒、嗜食厚味及烟酒等诱因，引起阴阳失调、气血逆乱、直冲犯脑，导致脑脉痹阻或血溢脉外，病变过程会出现风、火、痰、瘀、气、虚六类病理因素，初期以风、火、痰、瘀为主，后期以虚、瘀为主。

太素通中论认为脑卒中的发病除了内虚外，还有管道阻塞的征兆，大多脑中风发病之前都有比较严重的颈椎病。颈动脉受到卡压，导致一侧供血不足，长期以往导致血液运行不畅，遇到外感风寒，血管骤然收缩，导致供血受阻，最终引发脑卒中。

缺血性脑卒中是由血管阻塞引起的，常见的是蚯蚓脉；出血性脑卒中是由血管破裂引起的，常见的是蛆虫脉。

• 脑瘫

脑瘫是由各种原因引起的非进行性脑损伤或脑发育异常所导致的中枢性运动障碍。临床上以姿势与肌张力异常、肌无力、不自主运动和共济失调等为特征，常伴有感觉、认知、交流、行为等障碍和继发性骨骼肌肉异常，并可有癫痫发作，西医多用手术治疗。脑瘫在中医里属于中医学"五迟""五软""五硬""痿证""痴呆"等范畴，认为是先天不足，肝肾虚损，痰瘀互阻，多用滋补肝肾、活血化瘀、补肾壮骨的药，同时针灸外治。

太素经脉医学认为脑瘫主要是先天不足，除先天原因，后天引起脑瘫的原因是肾气虚弱，经络不通，炁血无法上达于脑。

其脉象为，人脉寸脉的前 1/3，寸脉小九宫数字 4、9、2 处往上再增加一指脉象偏弱，炁血不足。

---

① （隋）巢元方 . 诸病源候论·风病诸候·半身不遂候 . 鲁兆主校，黄作阵点校 . 沈阳：辽宁科学技术出版社，1997：4.

• 老年性痴呆

老年性痴呆，西医又叫阿尔茨海默病，是一种中枢神经系统变性病，起病隐袭，病程呈慢性进行性。主要表现为渐进性记忆障碍、认知功能障碍、人格改变及语言障碍等神经精神症状，严重影响社交、职业与生活功能。西医中此病的病因及发病机制尚未阐明，且认为老年性痴呆是不可治的。中医则认为病因有脾肾两虚、痰浊阻窍、肝阳上亢，多用地黄、五味子、山茱萸、丹皮、附子、人参、半夏、桃仁、红花等药物。

太素经脉医学认为，脑萎缩、老年性痴呆由多种原因引起：颈椎病引起炁血不能上于大脑；肠胃管道长期拥堵，大便不畅，引起毒素侵害脑细胞。肾阴虚、肾阳虚不能坎水逆流还精补脑（坎水即肾水），使脑缺乏营养、成人干细胞出现脑萎缩，引起老年痴呆。治疗上从肠胃和两肾入手，如固中、固本丸，加上补脑填髓，如脑神丹。

其脉象上尺脉脉沉、脉弱，炁血不足；寸上一指把头脉，头脉弱而无力。

• 脑瘤

西医里脑瘤的发病原因尚不明确，有关病因学调查归纳起来分环境因素与感染因素两类。环境致病源包括物理因素如离子射线与非离子射线，化学因素如亚硝酸化合物、杀虫剂、石油产品等，感染因素如致瘤病毒和其他感染。

中医认为脑肿瘤的形成是由于内伤七情，使脏腑功能失调，加之外邪侵入，寒热相搏，痰浊内停，长期停聚于身体某一部位而成。主要为肾虚不充，肝风内动，邪毒上扰清窍，痰蒙浊闭，阻塞脑络，血气凝滞。常用夏枯草、三棱、莪术、石见穿、牡蛎、赤芍、桃仁、生南星、蜈蚣、王不留行、蜂房等药物。

太素经脉医学认为，脑瘤主要是因为左肾虚，右肾能量不足，造成髓海失养，炁化功能弱，代谢不畅所致。用太素脉法把脉时，要在寸脉之上增加一指把头脉，在头九宫内摸到积脉即是脑瘤，质软为胶质瘤，质硬为血管瘤。

四、太素功能性脉法

太素脉法主要出自《黄帝内经太素》《太素脉诀》。功能性脉法中最基础的是轻清重浊和浮沉迟数。

1. 轻清重浊

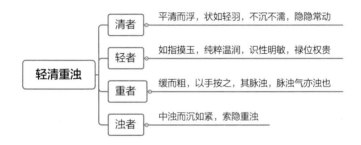

- 论四营脉①

四营者，轻重清浊也。轻清者阳也，重浊者阴也。夫欲知人贵贱贫富寿夭，须于四营脉中求之。若前论五阳、五阴脉者，只言脏腑之偏。此四营之论，为统贯一体。而精神魂魄，气血升降靡不与焉。

故脉清则神清，神清则气清，气清则骨肉形禀之亦清矣。此则轻清重浊，故可知也。

夫欲切此脉，须忆叔和脉中求之有疾，疾则变而难审其证。盖五脏六腑，

---

① （明）张太素著．订正太素脉秘诀．赵怀舟，王小芸，葛敬点校．北京：学苑出版社，2010：26．

或为邪气所袭故也，今明轻清重浊四脉于后。

清者，如指摸玉，纯粹温润，识性明敏，禄位权贵。

轻者，平清而浮，状如轻羽，不沉不濡，隐隐常动。

浊者，缓而粗，以手按之其脉浊，脉浊气亦浊也。

重者，中浊而沉如紧。索隐重浊，亦在究其本源。

其一，轻清重浊，出自太素脉诀的四营脉，是在建立了五阳脉、五阴脉的基础上得出的综合脉象。"轻清者阳也。重浊者阴也……故脉清则神清，神清则气清，气清则骨肉形禀之亦清矣"[1]。明代医家张介宾在《景岳全书》中写道："人禀天地之气以生，不能无清浊纯驳之殊。禀之清者，血气清而脉来亦清，清则脉形圆净，至数分明。吾诊乎此，但知其主富贵而已，若曰何年登科，何年升授，何年招财，何年得子，吾皆不得而知矣。禀之浊者，血气浊而脉来亦浊，浊则脉形不清，至数混乱。吾诊乎此，但知其主贫贱而已。若曰某时招悔，某时破财，某时损妻，某时克子，吾亦莫得而知矣。"[2]在古代，劳作苦力等多贫贱而不富贵，由于劳力者肌肉丰满，体力消耗大则口味厚重，脉道充盈怒张，脉自见浊。而达官贵族肌肤厚腻，无须劳作，行有车、食有鱼，饮食讲究，脉道自然收缩圆净，脉自见清，此为清浊之理其一。

其二，轻清重浊，诊断的是脉的气血。为什么会有轻清重浊呢，这就涉及血流动力学的概念：血流量、流速、压力、流态、黏度、外周阻力等是其基本要素。血流量小则细，大则粗；流速快则数，慢则缓；压力小则软，压力大则硬；流态层流则顺，湍流则乱；黏度高则稠，低则稀；外周阻力大则涩，小则滑。

---

① （明）张太素著．订正太素脉秘诀．赵怀舟，王小芸，葛敬点校．北京：学苑出版社，2010：26.
② （明）张介宾．景岳全书·道集·脉神章（卷六）．北京：人民卫生出版社，1991：114.

"何为重浊，重者，缓而粗，以手按之，其脉浊，脉浊气亦浊也。浊者，中浊而沉如紧，索隐重浊"。

重者，缓而粗，以手按之，脉缓，也就是脉跳得慢，流速慢；脉形还粗，而且能以手按之，说明流量大且有阻力，还有压力，这就提示了血液黏稠，拖不动就慢，又厚稠又流不动，交通堵塞了就会显得粗，这和湿重体质走路就会觉得困重是一样的。再者，能以手按之，说明有一定的硬度，以通中论来看，有堵才会有形。综合这些因素，我们就能知道重脉，多是由于痰饮、湿浊等阻塞导致气机受阻，临床上多见于三高问题，比如高血脂、高尿酸、高血糖、高血压等。

浊者，中浊而沉如紧，索隐重浊。相比前面的重脉来看，浊脉是更进一步了。为什么？因为重脉表现出来的是缓而粗，整体的脉象变化，而浊脉已经可知中浊，脉中可以诊到浊形了，而且沉如紧，我们都知道病入里则脉沉，紧一般是提示有寒或者痛。索隐重浊，就是在较深的地方能知道重浊之处，可见其有形。重脉，我们前面说了会有高脂血症，那么浊脉相当于动脉粥样硬化斑块形成了；前面是高尿酸血症了，那么这里就相当于尿酸沉积于关节形成痛风石了。这里的重浊之处，大多是因为痰饮、寒湿、气结、血瘀、食积，等等，有形无形之邪阻塞了经络及脉道而显现的，不仅是整体，也可以是局部脉。我们后面会说到蚯蚓脉、线虫脉等，局限于某一宫位的脉，提示了局部的病变，如血管硬化、心血管堵塞等。气和形是分不开的，虽然诊脉诊到的是气，但其表现的是形的问题。

现代人多食肥甘厚腻，嗜酒吸烟，不注重饮食，作息不规律，工作节奏快，心力交瘁，虽有富，虽有贵，但见重浊，心肾不交，易多梦少眠，甚至猝死。

太素通中论认为人体由大大小小的管道形成，虽然身在满是细菌的环境，但不会一直处于病态，就是因为管道通畅，病菌、病邪难以致病。脉亦是如此。平人脉是调匀柔和的，器质性脉法的核心是"病在脉存，病去脉消"，意思是有致病因素堵塞了人体管道，才会显现出病脉，健康人的脉象是不会诊出脉点的。

理解了重浊的原理，我们再来看轻清。"清者，如指摸玉，纯粹温润。轻者，平清而浮，状如轻羽，不沉不濡，隐隐常动"。重浊是由于管道堵塞，那么轻清即是管道畅通。这里就类似春天的和煦春风，气血轻装上阵，自然平清而浮。注意，这里的浮，后面还补充了"隐隐常动"，它和浮脉不同。浮脉，我们知道一般是主表的，是由于风寒或风热邪气侵袭肌表，肌表的卫气与外邪相搏，体内的气血经脉管涌向肌表，气血往外冲击脉管，故而产生了浮脉。而这里是隐隐的，说明它并不是与外邪抗争的气血所致，而是其本身脉道内的气血流动。

2. 浮沉迟数

浮沉迟数在《太素脉诀》中有大篇幅的记载，如四总脉[1]、浮沉迟数风气冷热歌[2]等等。

在功能性脉法中浮沉迟数定性了阴阳。《太素脉诀》中提及诊阴阳虚盛法："凡脉数、脉迟者，数为热，迟为寒。诸阳为热，诸阴为寒。浮之损小，沉之实大，名曰阳虚阴盛。阳虚者，轻手按之浮而损小；阴盛者，重手按之沉而实大，名曰阳虚阴盛也。沉之损小，浮之实大，名曰阳盛阴虚也。阳盛者，轻手按之实大；阴虚者，重手按之而反损小，故曰阳盛阴虚也。"[3]也就是数为阳，迟为阴，浮为阳，沉为阴，诸阳为热，诸阴为寒，此为脉象基本阴阳法则。

---

① （明）张太素著 . 订正太素脉秘诀 . 赵怀舟，王小芸，葛敬点校 . 北京：学苑出版社，2010：72.
② （明）张太素著 . 订正太素脉秘诀 . 赵怀舟，王小芸，葛敬点校 . 北京：学苑出版社，2010：63.
③ （明）张太素著 . 订正太素脉秘诀 . 赵怀舟，王小芸，葛敬点校 . 北京：学苑出版社，2010：151.

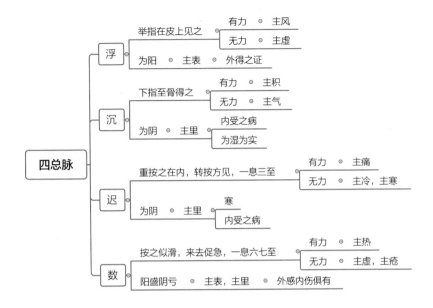

1）四总脉

四总脉是对于浮沉迟数的总括。关于浮沉，在《四圣心源》中有记载："仲景脉法：春弦、秋浮、冬沉、夏洪。弦者，浮升之象。洪者，浮之极也。浮者，金气方收，微有降意，而未能遽沉。大约春脉沉而微浮，夏则全浮，秋脉浮而微沉，冬则全沉。"[①]可见浮沉在四时平脉中的重要性，四时脉是天人相应的体现，四季气候的变化，人之气血与之相适应，如春天升发，脉随之浮升，冬日收藏，脉亦沉之。

"浮而有力主风，无力主虚。浮脉举指在皮上见之，为人之表为阳，乃外得之证"[②]。

浮脉，"举指在皮上见之"，正如《脉经》有云："举之有余，按之不足。"[③]《脉荟》有云："浮浮泛泛如水漂木，按之不足，举之有余，见于皮毛之间，

① （清）黄元御 . 四圣心源 . 北京：中国中医药出版社，2009：35.
② （明）张太素著 . 订正太素脉秘诀 . 赵怀舟，王小芸，葛敬点校 . 北京：学苑出版社，2010：72.
③ （西晋）王叔和撰 . 脉经译注 . 牛兵占主编 . 北京：中医古籍出版社，2009：1.

行于肌肉之上者是也。"[1] 浮脉的脉位较浅表，按上去犹如水上漂浮的木头，轻轻按上去即可，用力按下反而脉会减弱，不如轻按明显。脉本身是脉搏的跳动，也就是血脉。浮脉是脉位的表浅，其脉理[2] 在于炎症会导致病灶组织微血管扩展，充血饱满，动脉相对充盈，而脉象则表现为管壁的张力下降，充盈的组织将饱满的桡动脉托起，指感桡动脉有浮于肌肉上的脉感。

浮脉，为阳，"浮而有力主风"，这里的风是指外邪之风，故而其主表证，也就是"外得之证"，外邪袭于肌表，阳气涌向肌表，气血往外冲击脉管而脉浮。阳气亢盛，与邪气相争而出现恶寒发热，故而此时多是实证。根据外邪的不同属性可有不同的兼脉，如寒则浮紧，热则浮数，湿则浮缓，太阳中风则浮虚等。

而"无力主虚"，浮脉同样也可主虚证，血能载气，血为阴，气为阳，阴血不足时，阳气无所依附，向外浮越而成浮脉，此时的浮脉稍稍按下去就会明显减弱，甚至无力。重证时虚阳浮越，同样也会出现浮脉，但此时的浮脉没有根，主绝证。

"沉而有力主积，无力主气。《三因方》为湿为实，沉脉下指至骨得之，乃为里为阴，是内受之病"[3]。

沉脉，"下指至骨得之"，《脉经》有云"按之有余，举之不足"[4]，《脉荟》中描述"沉者深沉于下也，举之不足，按之方见"[5]。沉脉脉位比较深，和浮脉是相反的，犹如石沉水底，轻取是不应的，中取模糊，重取才见其真。

沉脉，为阴，多主里证，也就是"内受之病"。病邪入里，此处的里，有两解，一是病邪压制了正气，故而气位于里；二是正气与邪抗争，故邪在

① （明）程伊编著.太素脉要·脉荟·脉荟卷上·七表.北京：学苑出版社，2014：52.
② 许跃远.象脉学.山西：山西科学技术出版社，2015：232.
③ （明）张太素著.订正太素脉秘诀.赵怀舟，王小芸，葛敬点校.北京：学苑出版社，2010：72.
④ （西晋）王叔和撰.脉经译注.牛兵占主编.北京：中医古籍出版社，2009：1.
⑤ （明）程伊编著.太素脉要·脉荟·脉荟卷上·八里.北京：学苑出版社，2014：55.

里气同样在里。

"沉而有力主积"，积，为病邪之积，实邪之积，可为湿，为寒，为热，为痰，为气滞等等。

而"无力主气"，这里的气，是指气血不足的虚证，脏腑气血衰弱，正气无力向外振奋而呈现沉脉；此时的脉多为沉而力不足，如阳虚则沉迟，血虚而沉弱，寒证多为紧脉，同样可以沉紧，主里寒。但沉脉不全是病脉，《三指禅》云："沉而无病世人多。"[①] 胖人脉偏沉，四时脉中冬脉也微沉，相对于秋日脉浮，冬脉更易混淆和忽略。

"迟而有力主痛，无力主冷，又为寒。迟脉重按之在内，转按之方见。一息三至，是为阴主寒，乃内受之病"[②]。

迟脉，"迟脉重按之在内，转按方见。一息三至"，《脉经》云"正常一息三至，去来极迟"[③]，《脉荟》中提及："迟者缓也，又徐行貌也。"[④] 迟脉的脉率是慢的，一息三至，正常人每分钟呼吸是 16~18 次 / 分，合算下来，心率是每分钟小于 60 次。

迟脉，为阴，主里证，即"内受之病"，主寒证。寒主收引，主凝滞，故而脉率就慢，表现为迟。

"迟而有力主痛"，这里的痛以不通则痛为主，不通的病因以实为主，如寒凝、气滞、血瘀、痰结等等，相当于经络是交通要道，内邪阻塞不通则无法畅行，气血运行则慢。

"无力主冷"，这里的迟而无力，是虚证的表现，气有其温煦作用，气不足则无法温养而呈现寒的虚证。

① （清）周学霆.三指禅·浮沉迟数四大纲.北京：中国中医药出版社，1992：10.
② （明）张太素著.订正太素脉秘诀.赵怀舟，王小芸，葛敬点校.北京：学苑出版社，2010：72.
③ （西晋）王叔和撰.脉经译注.牛兵占主编.北京：中医古籍出版社，2009：6.
④ （明）程伊编著.太素脉要·脉荟·脉荟卷上·八里.北京：学苑出版社，2014：56.

运动员和体力劳动者有生理性迟脉，也就是生理性心跳减慢。这是由于运动员长期运动导致心肌粗壮有力，每分钟心搏出量增加足以供给自我需求量，相对地其心率也就减慢了。

此外，迟脉和缓脉在临床上也需分别。《濒湖脉学》云："小快于迟作缓持。"① 缓脉一息四至，从脉数上看，缓比迟略快，但缓脉还有特点在于气是宽舒和缓的，《脉决汇辨》中云："缓为胃气，不主于病，取其兼见，方可断证。"② 缓脉是脾胃本脉，与紧相对，从容缓和是其特点。

"数而有力为热，无力为虚，又为疮。数脉按之似滑，来去促急。一息六七至，是为阳盛阴亏，外感内伤俱有之病"③。

数脉，"按之似滑，来去促急。一息六七至"，这里的似滑指的是其脉势，与滑脉类似，滑脉依据的是流利程度，数脉是脉的快慢，"按之似滑"，也就是描述了脉跳的快且无阻力，气血流利而快。《诊家枢要》中记载："数，太过也，一息六至，过平脉两至也。"④《脉荟》中谓之"急疾也"⑤。数脉的脉率估算下来每分钟是超过100次的，也就是临床常见的心动过速。

数脉，为阳，主热证，主表亦主里，即"外感内伤俱有之病"。

"数而有力为热，无力为虚，又为疮"。数而有力的主实热证，无力者为虚热证，而疮本身也是热象，有力为热毒壅盛，无力为内虚无力托疮外行。"阳盛阴亏"，热伤津耗气，津属阴，火性炎上，热势迫气外行，载气之阴血又被耗散，故而阳盛阴亏之证。

① （明）李时珍著．濒湖脉学译注．程宝书，王其芳译注．北京：中医古籍出版社，1988：52.
② 汪剑主编．脉决汇辨校释．北京：中国中医药出版社，2012：101.
③ （明）张太素著．订正太素脉秘诀．赵怀舟，王小芸，葛敬点校．北京：学苑出版社，2010：72-73.
④ （元）滑寿编纂．诊家枢要．北京：人民卫生出版社，2007：22.
⑤ （明）程大中著．太素脉要·脉荟．孙海舒，农汉才点校．北京：学苑出版社，2014：61.

2）寸关尺见浮沉迟数主病

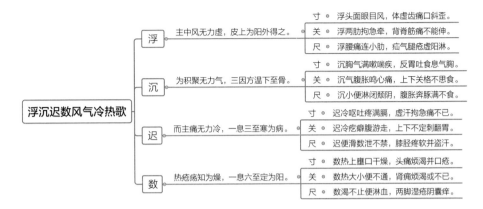

在太素脉法的九宫定位中，寸部为9宫、4宫、2宫，其对应头脉、心脉和肺脉；关部为3宫、5宫、7宫，其对应脾胃脉和肝胆脉；尺部为8宫、1宫、6宫，其对应膀胱、肾。这里选取了《太素脉诀》中的浮沉迟数风气冷热歌 [1]、五脏见浮沉迟数主病 [2] 来讨论一下浮沉迟数的功能性体现。

• 浮脉

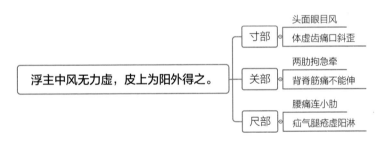

浮主中风无力虚，皮上为阳外得之。

寸浮头面眼目风，体虚齿痛口斜歪。

---

① （明）张太素著.订正太素脉秘诀.赵怀舟，王小芸，葛敬点校.北京：学苑出版社，2010：63.
② （明）张太素著.订正太素脉秘诀.赵怀舟，王小芸，葛敬点校.北京：学苑出版社，2010：73-75.

关浮两肋拘急牵，背脊筋痛不能伸。

尺浮腰痛连小肋，疝气腿疮虚阳淋。

浮主中风无力虚，皮上为阳外得之。

浮脉主风，主虚，主表。风为风病，《素问·生气通天论》："风者，百病之始也。"[1]《临证指南医案》有云："盖六气之中，惟风能全兼五气。如兼寒则曰风寒，兼暑则曰暑风，兼湿则曰风湿，兼燥则曰风燥，兼火则曰风火。盖因风能鼓荡此五气而伤人，故曰百病之长。其余五气，则不能互相全兼，如寒不能兼暑与火，暑亦不兼寒，湿不兼燥，燥不兼湿，火不兼寒。由此观之，病之因乎风而起者自多也。"[2] 浮脉是风的表象，风能兼五气，故而外感病中必见。《素问·风论》"风者善行而数变"[3]，风邪致病具有善动不居、行无定处的特征。数变，风邪致病具有发病迅速、变化快的特点。故而在各处皆可见风脉，也就是浮脉，不拘于某处，而是各宫位皆可见之。然《素问·太阴阳明论》"伤于风者，上先受之"[4]"故犯贼风虚邪者，阳受之"[5]，风为阳邪，其性开泄，易侵袭阳位，阳位包括头面、肌表、腰背、阳经等部位而发病。这也就解释了为什么寸部是浮脉最常见的部位，因为其主阳位，头面受风见于头脉，肺卫被外风所袭则见于寸部。

寸浮头面眼目风，体虚齿痛口斜歪。

头面眼目风，浮脉为风，这里就是上文所讲的阳位受风，临床常见的

[1] 傅景华主编.黄帝内经素问·生气通天论.北京：中医古籍出版社，1997：5.

[2] （清）叶天士.临证指南医案.北京：华夏出版社，1995：238—239.

[3] 傅景华主编.黄帝内经素问·风论.北京：中医古籍出版社，1997：67.

[4] 傅景华主编.黄帝内经素问·太阴阳明论.北京：中医古籍出版社，1997：49.

[5] 傅景华主编.黄帝内经素问·太阴阳明论.北京：中医古籍出版社，1997：49.

症状有迎风流泪、头晕眼花、头痛、头不自觉地颤动，等等。

体虚齿痛口斜歪，而浮脉同样也有虚里。齿痛，就是牙痛，《医学妙谛》云："牙痛不外风火虫虚，此但言其痛也……须分上下二齿，辨明手足阳明及少阴之异。"[1]《诸病源候论》云："牙齿皆是骨之所终，髓气所养，而手阳明支脉入于齿。"[2]"若髓气不足，阳明脉虚，不能荣于牙齿，为风冷所伤，故疼痛也"[3]。可见齿痛的发病机制里风和虚是必不可少的。虚是发病前提，风是发病诱因，故而可以知道浮脉的虚并不是本脉位的虚，正如耙耙病是心包代为受过，寸部的浮脉是虚里、气难以内收而浮于肌表。同样的，口眼㖞斜，也是如此。《素问·评热病论》有云："邪之所凑，其气必虚。"[4]《医林改错·口眼㖞斜辨》写道："忽然口眼歪斜，乃受风邪阻滞经络之症。"[5] 口眼㖞斜，在临床属于面瘫。面瘫分为中枢性面瘫和周围性面瘫。随着近年来社会节奏的加快，发病年龄愈发趋于年轻化，如很多白领加班熬夜，伏于桌前吹空调，醒来就出现了口角歪斜。从发病机理来看，多见于自身正气不足，脉络空虚、卫气难以固外，或汗出当风，贪凉吹风，致使风寒或风热乘虚入中面部浅表络脉，致气血痹阻，经筋功能失调，筋肉失于约束，故而出现歪斜。

关浮两肋拘急牵，背脊筋痛不能伸。

关浮两肋拘急牵。首先我们来解释一下何为"拘急牵"。"拘急"可

---

① （明）袁班等著.证治心传·医阶辨证·医学妙谛·评琴书屋医略合集.太原：山西科学技术出版社，2012：296.

② （隋）巢元方撰.诸病源候论·重刊巢氏诸病源候总论卷之二十九·牙齿病诸候.鲁兆麟主校，黄作阵点校.沈阳：辽宁科学技术出版社，1997：137.

③ （隋）巢元方撰.诸病源候论·重刊巢氏诸病源候总论卷之二十九·牙齿病诸候.鲁兆麟主校，黄作阵点校.沈阳：辽宁科学技术出版社，1997：137.

④ 傅景华主编.黄帝内经素问·评热病论.北京：中医古籍出版社，1997：54.

⑤ （清）王清任.医林改错·口眼㖞斜辨.北京：人民卫生出版社，2005：83.

见于《素问·六元正纪大论》："民病寒湿，腹满身？愤胕肿，痞逆寒厥拘急。"[①] 这就是指拘挛收紧，屈伸不利之证。而原文中我们可以发现其实还暗藏了个痛感，加上拘急且牵，也就是肋部感觉有被牵拉着，紧缩不利。多是由于外感六淫伤及筋脉，或血虚不能养筋所致。外感六淫即是有风，而这里血虚不能养筋和外风是同时存在的。因为其是关部浮脉，浮脉也主虚，虚则外风乘虚而入。临床关部的两肋牵拉样疼痛而出现浮脉，多见于肋软骨炎、带状疱疹牵拉样疼痛。带状疱疹在中医属于"蛇串疮"，以皮肤上出现红斑、水疱或丘疱疹，累累如串珠，排列成带状，沿一侧周围神经分布区出现，局部刺痛或伴臀核肿大为特征。常突然发生，自觉症状明显，愈后极少复发。带状疱疹引起的牵拉痛，多为刺痛或电击样痛，有时甚至出现在皮疹之前。蛇串疮又名"缠腰火丹"，在西医上属于水痘带状疱疹病毒，而中医辨证上以湿热火毒为主。肋软骨炎在胁肋部出现，同样属于胁痛，其本身是肝络失养所致，正如《金匮翼·胁痛统论》所云："肝虚者，肝阴虚也。阴虚则脉细急，肝之脉贯膈布胁肋，阴虚血燥，则经脉失养而痛。"[②] 肝阴虚，一般诊脉关部多见弦细数脉，而此处却强调了浮脉，可见其为病发初期，内虚而正气不弱，正邪斗争之时。

背脊筋痛不能伸。太素脉法中分为天地人三根脉，分别有寸关尺部，三三交叉形成九宫。而其中天脉主脊柱关节，关部、尺部的天脉正对应了腰背部位；人脉的关部对应了肝胆、脾胃部。这里的背脊筋痛不能伸，描述的是急性、亚急性的腰背痛而导致不能转动屈伸。根据浮脉皮上为阳外得之，可以推断这其中并不包括骨折外伤导致的病变。与之相关的病因，有肌肉、韧带的拉伤，腰椎间盘突出压迫、滑脱、椎间盘炎症；胆囊炎、

---

① 傅景华主编.黄帝内经素问·六元正纪大论.北京：中医古籍出版社，1997：129.
② （清）尤怡.金匮翼·胁痛统论.北京：中医古籍出版社，2003：173.

消化道溃疡、穿孔，胰腺炎，主动脉瘤破裂等等。之前文中提到浮脉是因为炎症导致组织充血而脉位表浅，那么同样的肌肉、韧带、椎间盘、锥体的病变，如拉伤、筋伤、脱出、卡压等，如腰突症，突出的椎间盘组织的张力刺激了纤维环表层、后纵韧带及硬膜，当局部静脉回流受阻，引起局部代谢异常、局部发生炎症反应、神经根水肿等因素，而这些局部炎症以及水肿就会表现为浮脉。

腰背疼痛在中医经典中多有记载，如《灵枢·百病始生》曰："风雨寒热，不得虚，邪不能独伤人……此必因虚邪之风，与其身形，两虚相得，乃客其形。"[1]《景岳全书》云："腰痛之虚症，十居八九。"[2]《诸病源候论》论述道："夫劳伤之人，肾气虚损，而肾主腰脚，其经贯肾络脊，风邪乘虚卒入肾经，故卒然而患腰痛。"[3]《灵枢·五癃津液别》也云："虚，故腰背痛而胫酸。"[4] 由此可见其本在于肾气虚损，不荣则痛。不荣在临床改变上体现在椎间盘的血供。椎间盘的血供来自周围组织和椎体；椎间盘突出导致包裹髓核的纤维环得到的血供少，已经突出的髓核又难以靠自身回复，进而导致自身愈合能力差，所以临床上腰突症会反复发作，因为其本虚难愈，遇到外力、外风，或者劳累加重就极其容易发作。临床上诊脉时除了浮脉外，还应参以紧脉、涩脉、弦脉等辨证论治。

此外风脉为浮脉，其内外风皆浮，若出现于胃，则为胃风。胆囊炎、消化道溃疡、主动脉瘤破裂也会出现浮脉，有其相应的脉形，待后文中太素特色脉一起讨论。

---

① 谢华编著.黄帝内经·灵枢·百病始生.北京：中医古籍出版社，2000：693.

② （明）张介宾著.景岳全书·心集·腰痛（卷二十五）.赵立勋主校.北京：人民卫生出版社，1991：566.

③ （隋）巢元方撰.诸病源候论·重刊巢氏诸病源候总论卷之五·腰背病诸候.鲁兆麟主校，黄作阵点校.沈阳：辽宁科学技术出版社，1997：137.

④ 谢华编著.黄帝内经·灵枢·五癃津液别.北京：中医古籍出版社，2000：599.

尺浮腰痛连小肋，疝气腿疮虚阳淋。

尺浮腰痛连小肋，这里的小肋，《类经图翼》云："季肋，肋下小肋。"[①]《医宗金鉴·刺灸心法要诀·周身名位骨度》："肋者，腋下至肋骨尽处之统名也。曰肋者，胁之单条骨之谓也，统胁肋之总，又名曰胠。季肋者，胁之下小肋骨也，俗名软肋。"[②]《医宗金鉴·外科心法要诀·肋部》："肋痛，此证生于软肋，有硬骨者为肋，肋下软肉处为季肋。"[③] 小肋，也就是季肋，相当于侧胸第十一、第十二肋软骨部分，横平第二腰椎。腰痛连小肋，也就是腰痛连着侧面、前面了，可见尺浮的腰痛比关浮更为明显，病变面积也更大，除了脊柱关节的问题，还包括了肾脏、膀胱的病变。在太素脉法定形中我们提过膀胱风的概念，膀胱风会出现膀胱胀痛、泡沫尿、小便频数等，相当于膀胱炎，这多发于中老年人群，以腰痛为先兆症状为多。肾与膀胱互为表里，肾炎、泌尿道感染同样也会出现浮脉。关于炎症出现浮脉的原理，我们之前已经分析过了。

疝气腿疮虚阳淋。这个条文包含内容比较丰富，主疝气、腿疮、虚阳淋。首先，我们来看一下疝气，《外科大成》中有记载："囊痈与疝气相类，但痈则阴囊红肿热痛，内热口干，小便赤涩；若疝则小腹痛，牵引肾子，少热多寒，好饮热汤为异耳。"[④] 疝气，指外阴及小腹有可复性肿物之病变，多因素体虚弱、中气下陷，寒邪入侵而致。症见小腹疼痛，牵引外阴睾丸或阴唇，或见睾丸阴唇肿胀疼痛，哭泣、寒冷、久行、站立等加重。从其根本来看，疝气是痛证，我们知道痛大多出现紧脉，沉脉，那为什么会出现浮脉呢？

---

① （明）张介宾.类经图翼·经络一（卷三）.北京：人民卫生出版社，1965：80.

② （清）吴谦编.医宗金鉴·刺灸心法要诀·周身名位骨度（卷八十）.北京：中医古籍出版社，1995：947.

③ （清）吴谦编.医宗金鉴·外科心法要诀·肋部（卷六十七）.北京：中医古籍出版社，1995：808.

④ （清）祁坤编著.外科大成·囊痈.上海，科技卫生出版社，1958：175-176.

在《医学衷中参西录》中记载有一个疝气病例，张锡纯医家是这么解释的，"至其疝气之坠疼，恒觉与气分有关，每当呼吸不利时，则疝气之坠疼必益甚……实皆因胸中大气下陷也……此气一陷则肺脏之阖辟失其斡旋，是以呼吸短气，三焦之气化失其统摄，是以疝气下坠。"① 可见疝气与气分相关，呼吸短气，三焦之气化失摄，临床上疝气手法复位也需要配合呼吸才行。在《太素脉诀》中有记载："尺命门三焦，肾府名元气。"② 三焦诊脉在尺部，疝气主虚，本质是气陷，难以托上，而并非实质的邪积蓄于此。此外疝气本身是鼓出来的，在四川话中叫"气包卵"，故为气浮之形，故而以浮脉为主。

　　在太素脉法中，天脉的尺部是包括腰及以下部位的，而腿也在其中。腿疮于尺部脉浮，疮在《外科启玄·明疮疡标本论》曰："疮者伤也，肌肉腐坏痛痒，苦楚伤烂而成，故名曰疮也。疮之一字，所包者广矣。虽有痈疽、疔疖、瘰疬、疥癣、疳毒、痘疹等分，其名亦止大概而言也。"③ 现代医学中疮疡在广义上是一切体表外科疾患的总称；狭义是指发于体表的化脓性疾病。临床常见的病因病机有外感六淫，内伤饮食和情志失调，针刺不当和金刃所伤。浮脉的疮，大多还是六淫、内虚、外伤多见。《外科启玄·明疮疡当分三因论》云："天地有六淫之气，乃风寒暑湿燥火，人感受之则营气不从，逆于肉理，变生痈肿疔疖。"④ 六淫之气所袭，为表证，故而脉浮，这里不再赘述了，前文我们已经提及多次了。而因虚至疮，"诸痛痒疮皆属于心"这里又让人疑惑：其一为何不是寸部的心脉，为什么不是沉脉呢？陈实功认为"邪之所凑，其气必虚"，在《外科正宗》中阐述道："盖内肾乃为性命根本，藏精、藏气、藏神，又谓受命先天，育女、育男、育寿，此等皆出于肾脏之一窍也。是为疾者，房劳过度，气竭精伤，欲火消阴，外阳煽惑，

---

① （清）张锡纯著 . 医学衷中参西录（下）. 北京：中医古籍出版社，2016：908-909.
② （明）张太素著 . 订正太素脉秘诀 . 赵怀舟，王小芸，葛敬点校 . 北京：学苑出版社，2010：21.
③ （明）申斗垣 . 外科启玄·明疮疡标本论（卷一）. 北京：人民卫生出版社，1955：1.
④ （明）申斗垣 . 外科启玄·明疮疡当分三因论（卷一）. 北京：人民卫生出版社，1955：3.

以致真水真阴从此而耗散，既散之后，其脏必虚，所以诸火诸邪乘虚而入，既入之后，浑结为疮。"① 可见肾的真水真阴耗散，其脏虚，诸火诸邪乘虚而入，这是因虚致疮的医理，所以其脉象表现在尺部的肾脉，更何况还是腿疮。至于外伤为何脉位会浮，我们在后文的蛆虫脉一起讨论。

虚阳淋，这个词很有意思，淋证是以小便频急，滴沥不尽，尿道涩痛，小腹拘急，痛引腰腹为主要临床表现的一类病证。以往书上多以饮食劳倦、湿热侵袭而致，以肾虚，膀胱湿热，气化失司为主要病机。如隋代《诸病源候论·淋病诸候》所论述："诸淋者，由肾虚膀胱热故也。"② 淋证一般可分为热淋、气淋、血淋、膏淋、石淋、劳淋，很少称之为"虚阳淋"。《景岳全书》中有云："然淋之初病，则无不由乎热剧，无容辨矣。但有久服寒凉而不愈者，又有淋久不止，及痛涩皆去，而膏液不已，淋如白浊者，此惟中气下陷，及命门不固之证也。故必以脉以证，而察其为寒、为热、为虚，庶乎治不致误。"③ 张景岳认为淋证以热为主，故而用药多以寒凉，而久复不愈，加上淋久不止的虚耗，而成命门不固、中气下陷的膏淋。命门不固则阳虚，似乎能解释，但对于这个虚阳淋的概括有些狭隘。

在《医法圆通》中同样记载了淋证，"诸书载有劳淋、砂淋、血淋、气淋、石淋之别，是因病情而立名者也……再三追索，统以阳不化阴，抑郁生热为主。大凡病淋之人，少年居多，由其世欲开，专思淫邪，或目之所见，耳之所听，心之所思，皆能摇动阴精，邪念一萌，精即离位，遂不复还，停滞精道，不能发泄，久久抑郁生热，熬干阴精，结成砂石种种病形。当小便便时，气机下降，败精之结于经隧者，皆欲下趋。然尿窍与精窍相隔一纸，

---

① （明）陈实功.外科正宗·痈疽门·痈疽原委论（第一）.北京：中国医药科技出版社,2011：4-5.
② （隋）巢元方撰.诸病源候论·重刊巢氏诸病源候总论卷之十四·淋病诸候.鲁兆麟主校，黄作阵点校.沈阳：辽宁科学技术出版社，1997：76.
③ （明）张介宾著.景岳全书·必集·淋浊（卷二十九）.赵立勋主校.北京：人民卫生出版社，1991：640.

精窍与尿窍异位同源。尿窍易开,精窍不易启"[1]。郑钦安认为淋证的根本病因病机在于"阳不化阴,抑郁生热"[2],欲火是耗损元阳的,阳气有固摄、温煦之力,思淫欲而抑郁,又为假火,煎熬阴精,成了结石。对于淋证的治疗,郑钦安采用的是回阳,"是取其下焦有阳,而开阖有节,不至两相并启也。但服回阳等方,初次小便虽痛甚,而尿来觉快者,气机将畅,而病当解也。……而辨认总经阴阳两字,有神、无神,两尺浮大,有力、无力为准"[3]。其理其治,和虚阳淋不谋而合,所以尺脉浮可诊断。

• 沉脉

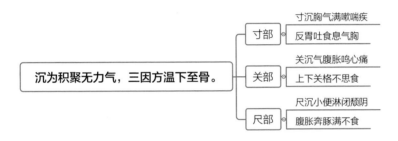

沉为积聚无力气,三因方温下至骨。

寸沉胸气满嗽喘疾,反胃吐食息气胸。

关沉气腹胀鸣心痛,上下关格不思食。

尺沉小便淋闭颓阴,腹胀奔豚满不食。

沉为积聚无力气,三因方温下至骨。

沉主积,主聚,主无力气,主寒。这里阐述了沉脉的脉理[4],源于血液

---

① (清)郑钦安.医法圆通·淋证.北京:学苑出版社,2009:52.

② (清)郑钦安.医法圆通·淋证.北京:学苑出版社,2009:52.

③ (清)郑钦安.医法圆通·淋证.北京:学苑出版社,2009:53.

④ 周楣声.脉学.青岛:青岛出版社,2009:136-139.

循环机能的低落，心脏收缩力减低，输出量减少，血管不能充分被鼓起。低落也就是"无力气"，其中包括很多病因，气能行血，血能载气，气、血、精、津液不足，都会造成机能的低落。临床上对应了贫血、低血压、低血糖、轻度脱水，等等。此外，病理的刺激使得机体的机能处于一种被阻抑的状态，同样也会呈现沉脉，这一阻抑指的便是积聚。积聚是广义的概念，并非只是癥瘕积聚，还包括痰饮水湿，这些都会阻滞抑制气血。寒邪与迟脉的关系最为密切，寒主收引，皮肤、汗腺、肌肉、血管等等皆会因为寒冷而收缩，这是身体为了减少表面散热而做出的自我保护，血管的收缩势必会造成心搏出量减少，而这就造成了沉脉。

《诸病源候论》中所云："积聚者，由阴阳不和，腑脏虚弱，受于风邪，搏于腑脏之气所为也。腑者，阳也；脏者，阴也。阳浮而动，阴沉而伏。积者阴气，五脏所生。始发不离其部，故上下有所穷已。聚者阳气，六腑所成，故无根本，上下无所留止，其痛无有常处。诸脏受邪，初未能为积聚，留滞不去，乃成积聚。"[①] 积聚的根本在于阴阳不和，脏腑虚弱，脉炁则无力上浮，沉于肌表之下，积是阴气所积，脏腑受累，而本身留滞于脉，因堵导致脉沉；而聚是阳气所聚，阻滞了脏腑经气的流通，因虚而脉沉。

寸沉胸气满嗽喘疾，反胃吐食息气胸。

胸气满嗽喘疾，气满也就是肺胀，嗽喘，即是咳嗽和喘病。

肺胀表现为气满，胸部膨满。以太素脉法脉形来看似乎应该是膨出感，可这里却是沉脉，原因在于脉法本身诊断的还是以气血为主，膨出感的脉在太素脉法中多为风脉，气球脉，在太素病理性脉法中会详细解读。而肺胀的沉脉反映了其病因病机。肺胀，《金匮要略》将肺胀与哮病、喘证统归

---

① （隋）巢元方撰.诸病源候论·重刊巢氏诸病源候总论卷之十九·积聚病诸候.鲁兆麟主校，黄作阵点校.沈阳：辽宁科学技术出版社，1997：96.

为"上气"。其名首见于《黄帝内经》，在《灵枢·胀论》中云："肺胀者，虚满而喘咳。"[①] 从其发病特点来看，肺胀是多种慢性肺系疾病反复发作，迁延不愈，导致肺叶胀满，不能敛降，引起喘咳上气、胸部膨满、憋闷如塞、咳嗽咳痰，日久则见面色晦暗、唇甲青紫、心悸、烦躁、脘腹胀满、肢体浮肿为主要临床特征的一种病证。所谓"至虚有盛候"，此处的气满只是症状的表现，慢性肺系疾患导致娇脏反复受累，迁延失治，壅阻肺气，气之出纳失常，气还肺间，肺气胀满，其本是肺虚。

咳嗽是指肺失宣肃，肺气上逆，冲击气道，发出咳声或咳吐痰液为临床特征的一种病证。《素问·咳论》说："五脏六腑皆令人咳，非独肺也。"[②] 咳嗽在临床上分为外感及内伤，同样的我们来看一下寸沉的咳嗽是如何的。《推拿抉微》中对于咳嗽的发病机理做了分析，"经云，五脏六腑皆有咳嗽，而无不聚于胃，关于肺。是先圣已将两大咳嗽之法门，明白揭示。然而肺胃之分，亦各有内外之因焉。何为内外，曰肺主皮毛，又为华盖，外之风寒有伤皮毛，固可使内部化生之气，不得外出，壅聚于肺，发生咳嗽。而内部之肺阴干涸，津液不能下降，虚火上刑肺金，亦可发生咳嗽"[③]。沉脉的咳嗽还是肺阴亏虚，导致虚火上逆所致，而与外感所致咳嗽不同，外感六淫在浮脉篇讨论过了。

喘证是指由于外感或内伤，导致肺气升降出纳失常，以呼吸困难，甚则张口抬肩，鼻翼翕动，不能平卧为主要临床表现的病证。《济生方》："诸气者皆属于肺，喘者亦属于肺……将息失宜，六淫所伤，七情所感，或因坠堕惊恐，渡水跌仆，饱食过伤，动作用力，遂使脏气不和，荣卫失其常度，不能随阴阳出入以成息，促迫于肺，不得宣通而为喘也……更有产后喘急，

① 谢华编著.黄帝内经·灵枢·胀论.北京：中医古籍出版社，2000：595.
② 谢华编著.黄帝内经·素问·咳论.北京：中医古籍出版社，2000：155.
③ 涂蔚生.推拿抉微·咳嗽（第三册）.上海，上海千顷堂书局，1928：44-45.

为病尤亟，因产所下过多，荣卫暴竭，卫气所主，独聚于肺，故令喘急……治疗之法，当推其所感，评其虚实冷热而治之。"①《类证治裁·喘症》曰："肺为气之主，肾为气之根，肺主出气，肾主纳气，阴阳相交，呼吸乃和。"②并提出喘证的治则为"喘由外感者治肺，由内伤者治肾"③。从这里看喘证，外感应该是寸部浮脉，内伤是尺部沉脉，为何这里是寸部沉脉呢？这要从呼吸本身来研究，《外经微言》呼吸篇云："雷公问于岐伯曰：人气之呼吸，应天地之呼吸乎？岐伯曰：天地人同之。雷公曰：心肺主呼，肾肝主吸，是呼出乃心肺也，吸入乃肾肝也……天之气不降则地之气不升，地之气不升则天之气不降。天之气下降者，即天之气呼出也。地之气上升者，即地之气吸入也。故呼出心肺，阳气也，而肾肝阴气辄随阳而俱出矣。吸入肾肝，阴气也，而心肺阳气辄随阴而俱入矣。所以阴阳之气，虽有呼吸而阴阳之根无间隔也。"④呼吸是天人相应的过程，呼气为阳出心肺，吸气为阴入肾肝。喘证是呼吸困难，也就是阴阳失司，阳被抑，阴不纳，前面我们谈过沉脉的原理就是被抑制了，而这里便是心肺之阳气被抑了。

反胃，古称"翻胃"，也叫"胃反"，是指饮食入胃，宿谷不化，经过良久，由胃反出的病证。"胃反"首见于《金匮要略·呕吐哕下利病脉证治》云："趺阳脉浮而涩，浮则为虚，涩则伤脾，脾伤则不磨，朝食暮吐，暮食朝吐，宿谷不化，名曰胃反。"⑤到了宋代王怀隐等编撰的《太平圣惠方·治反胃呕哕诸方》始有"反胃"之病名，曰："夫反胃者，为食物呕吐，胃不受食，言胃口翻也。"⑥正如《圣济总录·呕吐门》中所说："食久反出，是无

① （宋）严用和著.重辑严氏济生方·喘咳痰饮门.北京：中国中医药出版社，2007：33.
② （清）林珮琴.类证治裁·喘症论治.北京：人民卫生出版社，2005：108.
③ （清）林珮琴.类证治裁·喘症论治.北京：人民卫生出版社，2005：113.
④ 陈士铎述.外经微言·呼吸篇.北京：中医古籍出版社，1984：203-204.
⑤ （汉）张仲景撰.金匮要略·呕吐哕下利病脉证治.北京：中医古籍出版社，1997：46.
⑥ （宋）王怀隐等编.太平圣惠方·治反胃呕哕诸方（卷四十七）.北京：人民卫生出版社，1958：454.

火也。"①宿谷不化的根本原因在于阳火无法腐熟水谷，在人体消化吸收的过程中，脾阳有着很重要的参与，而寒湿对于脾胃来说是猛虎，这个就和寒凉水果吃多了就胃动力不行吃不下饭一样。当然反胃还有很多原因，除了寒凉外，饮食不节，或忧思劳倦太过，同样导致脾胃受伤，饮食入胃，停而不化，逆而吐出。对于反胃的沉脉，更多的是整体的体现，《诸病源候论·胃反候》曰："荣卫俱虚，其血气不足，停水积饮在胃脘则脏冷，脏冷则脾不磨，脾不磨则宿谷不化，其气逆而成胃反也。"②体虚脏冷导致反胃，反胃的症状进一步加重了脾胃的虚弱，脾胃为气血生化之源，不足则脉沉。寸口为脉之大会，五脏六腑之终始，气血也是最为明显之处。

息气胸是指胸中憋气，上气不接下气，这一症状类似于西医上气胸的概念，但并不一定有气胸的影像学改变。气胸是指气体进入胸膜腔，造成积气状态，有特发性气胸、继发性气胸等等。而息气胸主要是描述了憋闷感，也就是肺气不疏，肺主宣发肃降，肺朝百脉，肺气推动力不足则继而造成血无以运行。这和红细胞携氧气运行是相类似的。憋闷感一般就是肺气被压制了，或者本身不足，造成脉象"无力气"，也就是沉脉。

关沉气腹胀鸣心痛，上下关格不思食。

气腹胀鸣，顾名思义，腹部气胀，除了胀感，胃肠还漉漉有声，临床上更接近于痞满。痞满是以胸脘痞塞满闷不舒，按之柔软，压之不痛，视之无胀大之形为主症的病证。《类证治裁》一书中引《保命集》文："脾不能行气于脾胃，结而不散，则为痞。"③《丹溪心法·痞》云："痞者与否同，不通泰也……与胀满有轻重之分，痞则内觉痞闷，而外无胀急之形者，是痞

---

① （宋）赵佶编.圣济总录·呕吐门·呕吐总论.北京：人民卫生出版社，1962：1145.

② （隋）巢元方撰.诸病源候论·重刊巢氏诸病源候总论卷之二十一·脾胃病诸候.鲁兆麟主校，黄作阵点校.沈阳：辽宁科学技术出版社，1997：105.

③ （清）林珮琴.类证治裁·痞满论治.北京：人民卫生出版社，2005：189.

也。"①《景岳全书·痞满》中将痞满分为实痞和虚痞，曰："痞者，痞塞不开之谓；满者，胀满不行之谓，盖满则近胀，而痞则不必胀也。所以痞满一证，大有疑辨，则在虚实二字，凡有邪有滞而痞者，实痞也；无物无滞而痞者，虚痞也。有胀有痛而满者，实满也；无胀无痛而满者，虚满也。实痞实满者，可散可消；虚痞虚满者，非大加温补不可。"② 太素通中论以脾胃肠为中心，两肾为基本点，痞满则之于脾胃，肠胃的虚实与命门火有关，命门火不足则不消不化。此外肝胆对脾胃同样有影响，胆汁不分泌则不消化。

心痛的概念在古代和现代略有差异，唐代孙思邈《备急千金要方》所载有九种心痛："一虫心痛，二注心痛，三风心痛，四悸心痛，五食心痛，六饮心痛，七冷心痛，八热心痛，九去来心痛。"③心痛的范围包含了心痛和胃脘痛，陈无择在《三因极一病证方论·九痛叙论》中指出："夫心痛者，在方论则曰九痛，内经则曰举痛，一曰卒痛，种种不同，以其痛在中脘，故总而言之曰心痛，其实非心痛也。"④心在脘上，脘在心下，故有胃脘当心而痛之称，故而在古代经典条文中记载的心痛，胃脘痛占了半壁江山。此处的"关沉气腹胀鸣心痛"，考虑胃脘痛更多。古代的心口痛多指胃脘痛，四川农村至今都将鸠尾下胃脘痛称为"心口痛"。胃脘痛与饮食相关，以胀痛、灼痛为主，局部有压痛，持续时间较长，常因饮食不当诱发，并多伴有泛酸、嘈杂、嗳气、呃逆、恶心、呕吐、泄泻等症状。明代张景岳《景岳全书·心腹痛》论胃痛病因曰："惟食滞、寒滞、气滞者最多，其有因虫、因火、因痰、因血者皆能作痛。"⑤这里强调痛有虚实寒热之分，当辨有形无形，认

---

① （元）朱震亨撰.丹溪心法·痞（第三十四）.北京：人民卫生出版社，2005：130.
② （明）张介宾著.景岳全书·心集·痞满（卷二十三）.赵立勋主校.北京：人民卫生出版社，1991：514.
③ （唐）孙思邈著.备急千金要方校释.北京：人民卫生出版社，2014：473.
④ （宋）陈言（无择）著.三因极一病证方论·九痛叙论.北京：人民卫生出版社，1957：125.
⑤ （明）张介宾著.景岳全书·心集·心腹痛（卷二十五）.赵立勋主校.北京：人民卫生出版社，1991：548.

为"无形者痛在气分……有形者痛在血分，或为食积"[1]，"因寒者常居八九，因热者十惟一二……盖寒则凝滞，凝滞则气逆，气逆则痛胀由生"[2]。从中我们可以发现，胃痛的病因中以寒凝、气滞、食积为主，寒则凝滞，食积是阻滞于胃络，气滞是导致气血运行不畅，故而此处的关脉沉是由于气血受到了阻遏而显得脉位沉。

关格在临床上属于肾衰重症，在典籍中多有记载，《灵枢》云："阴气太盛，则阳气不能荣也，故曰关；阳气太盛，则阴气弗能荣也，故曰格。阴阳俱盛，不得相荣，故曰关格。关格者，不能尽期而死也。"[3]关格为阴阳离决之证，症状多见大小便不通和呕吐并见。赵献可在《医贯》中写道："关格者，粒米不欲食，渴喜茶水饮之，少顷即吐出，复求饮复吐。饮之以药，热药入口即出，冷药过时而出，大小便秘，名曰关格。关者下不得出也，格者上不得入也。"[4]李用粹《证治汇补》中对于关格的解释："若脉象既关且格，必小便不通，且夕之间，陡增呕恶。此因浊邪壅塞，三焦正气不得升降，所以关应下而小便闭，格应上而生吐呕。阴阳闭绝，一日即死，最为危候。"[5]关格在临床上多见于慢性肾衰，慢性肾功能不全 4 期、5 期，也就是尿毒症，指各种肾脏病导致肾脏功能渐进性不可逆性减退，直至功能丧失所出现的一系列症状和代谢紊乱所组成的临床综合征。关格的根本病因在于阴阳离决。医学上对于关格的定义为因脾阳亏损，肾阳衰微，浊邪壅盛，三焦不畅而引起的危重病证。阳为清阳，阴为浊阴，两者相离故而关格。从太素通中论的角度来看的话，关格更容易理解：二便和呕吐都是管道的问题，呕

---

① （明）张介宾著.景岳全书·心集·心腹痛（卷二十五）.赵立勋主校.北京：人民卫生出版社，1991：549.

② （明）张介宾著.景岳全书·心集·心腹痛（卷二十五）.赵立勋主校.北京：人民卫生出版社，1991：548.

③ 谢华编著.黄帝内经·灵枢·脉度.北京：中医古籍出版社，2000：539.

④ （明）赵献可.医贯·噎膈论.北京：人民卫生出版社，1959：68.

⑤ （清）李用粹编撰.证治汇补.北京：人民卫生出版社，2006：386.

吐、大便是脾胃系统管道不通畅，小便是肾系管道受阻，水谷进入人体后都要经过中枢，也就是脾胃的作用，正如李东垣所云："脾病能使九窍不通。"①无论是脾主运化，还是胃主腐熟水谷，中焦堵住了相当于交通十字路口不通，那上行下至都无法畅通。上则食管出胃气上逆，下者水谷二道推行不通。所以这里关部的沉脉是沉积无力之象，中焦气血无力运行，也就是河道干涸，加之砂石淤积，自然上游下游皆无活水可行。

在《医醇賸义》中对于关格有一段分析，很有意思，文曰："关格一证，所系最大……尝见患此证者，多起于忧愁怒郁，即富贵之家，亦多有隐痛难言之处，可见病实由于中上焦，而非起于下焦也。始则气机不利，喉下作梗；继则胃气反逆，食入作吐；后乃食少吐多，痰涎上涌，日渐便溺艰难。此缘心肝两经之火煎熬太过，营血消耗，郁蒸为痰；饮食入胃，以类相从，谷海变为痰薮，而又孤阳独发，气火升痰，宜其格而不入也。格与关皆为逆象，惟治之以至和，导之以大顺，使在上者能顺流而下，则在下者亦迎刃而解矣。"②清代费伯雄认为关格是气逆造成胃反，继而造成痰多上涌，日渐出现二便困难。这一病程描述很具象化，比较符合糖尿病性肾病导致的尿毒症的过程。富贵之家多易患有肥甘厚腻之病，也就是糖尿病，早期以食欲旺盛多见，这是由于心肝之火煎熬太过。所谓消谷善饥，其实就是火太旺的缘故，而日久火耗伤阴液，阴阳互根互用，继而阴阳皆损，肝火克脾土，心火又祸及脾，容易出现胃轻瘫这一症状。胃轻瘫相当于脾阳不足之证，痰饮须以温药和之，反之阳虚易受痰扰，这在临床上表现为糖尿病最常见的并发症就是易感染。日久的痰湿壅滞，会造成肾主水液的负担，痰阻于水道，会形成少尿、泡沫尿，也就是肾炎。肾司二便，久者功能失司。另外，肾炎本身具有上热下寒中阻的特点，临床上常见激素治疗。激素是将肾阳

---

① （金）李东垣.脾胃论·脾胃虚则九窍不通论.北京：人民卫生出版社，2005：62.
② （清）费伯雄.医醇賸义·关格.北京：人民卫生出版社，2006：72-73.

预支的过程，以肾中真阳药来治假热的炎症。太素通中论认为关格的治疗，还是以一个中心两个基本点为主，也就是以脾胃肠为中心，两肾为基本点，以固护脾胃为基础，打通水谷二道为法。

尺沉小便淋闭颓阴，腹胀奔豚满不食。

尺部多对应下焦部位，小便淋闭也就是淋证癃闭。淋证我们在讲到尺浮的虚阳淋那里提及过。癃闭之名，首见于《素问·宣明五气》谓："膀胱不利为癃，不约为遗溺。"[1]《灵枢·本输》云："三焦者……实则闭癃，虚则遗溺，遗溺则补之，闭癃则泻之。"[2]《伤寒论》和《金匮要略》都没有癃闭的名称，只有淋病和小便不利的记载，是因为东汉殇帝姓刘名隆，由于避讳，而将癃改为"淋"，或改为"闭"。而这避讳的影响直至宋元都存在，仍是淋、癃不分。明代以后，淋和癃才分开，各成为独立的疾病。

《医学心悟·小便不通》谓："癃闭与淋症不同，淋则便数而茎痛，癃闭则小便点滴而难通。"[3]淋证和癃闭，都会有小便量少、排尿困难的症状。但淋证尿频而尿痛，且每日排尿总量多为正常；癃闭则无尿痛，每日排尿量少于正常，严重时甚至无尿。癃闭复感湿热，常可并发淋证，而淋证日久不愈，亦可发展成癃闭。癃闭是以排尿困难、小腹胀闷、甚则小便闭塞点滴不通为主症的疾病。陈修园的《医学三字经》云："点滴无，名癃闭。"[4]病势较重者称"癃"；欲解不得解、胀急难通、病势较急者称"闭"；一般多合称为"癃闭"。癃闭是肾和膀胱气化不利所致，其病机又可分为湿热壅积、中气下陷、肝郁气滞、命门火衰和尿道阻塞，等等。而这些证型在脉象上有相应的变化，湿热壅积是湿热之邪沉积在膀胱，其脉沉且数。太素通中论认为既为

① 谢华编著.黄帝内经·素问·宣明五气.北京：中医古籍出版社，2000：102.
② 谢华编著.黄帝内经·灵枢·本输.北京：中医古籍出版社，2000：449.
③ （清）程国彭撰.医学心悟·小便不通.北京：中国中医药出版社，2009：214-215.
④ （清）陈修园著.医学三字经·五淋癃闭赤白浊遗精.上海：上海卫生出版社，1956：36.

湿热，应为浮数，有寒才沉，说明其有外寒，寒大则沉，热大为浮，寒热交杂，寒大于热时沉取才能把脉为数；热大于寒则浮数。中气下陷，则气无力上托，其脉沉弱；肝郁气滞弦脉为多；命门火衰，肾阳不足，其脉沉偏细；尿道阻塞，属于管道不通，脉道不利，其脉可沉可涩。

颓阴，颓，在古文中，指的是下坠、衰微、水向流之意。颓在医书中，是阴病。明代医家缪存济所写的《识病捷法》，详细地描述了颓的分类，"颓疝四名，因地气卑湿江淮所生，其状肿如升斗，不痒不痛，宜祛湿之药下之。肠颓：因房劳过度，原脏虚冷，肠边肾脉不收，坠出肠外难治。气颓：因七情疝气下坠阴颓肿胀。水颓：湿气得之，阴器肿胀。卵颓：因劳役坐马致卵核肿胀或偏大小难治，妇人阴颓阴门挺出。以上诸颓非断房事厚味，不可用药，颓疝不痛者用苍术、神曲、白芷、山楂、川芎、枳实、半夏"。这里的颓阴更多地指水颓和卵颓，也就是湿气所致的阴器肿胀，和劳累气虚所致的卵核肿胀。从中不难看出，颓阴是湿和虚所致，气血虚则脉无力上搏故脉沉，湿阻遏了经气流动则运行受阻而沉。

腹胀奔豚满不食。之前关部说的是胃脘部，现在尺部描述的是腹部。《望诊遵经》中对于腹部的脏腑归属是如此列举："然其分属藏府者，又与脉行异。如胸膈之上，心肺之部也；胁肋之间，肝胆之部也；脐上属胃，脐下属肠；大腹属太阴，脐腹属少阴，少腹属厥阴；冲任在于中央，肾部主乎季胁；以及左胁属肝，右胁属脾。"[1] 临床上腹胀包括体征和症状两种，胃胀涵盖在腹胀范围里。《医宗金鉴》云："腹胀脾虚因久病，胃实多由食滞停，补虚健脾兼理气，攻食消导自然宁。腹胀之病，脾、胃二经主之。有虚有实，宜分析焉。虚者因久病内伤其脾，实者因饮食停滞于胃，虚则补脾，实则消导。调治合宜，其胀自渐除矣。"[2] 描述了腹胀的总病机，脾虚胃实，虚

---

① （清）汪宏辑著.望诊遵经.上海：上海科学技术出版社，1959：85.
② （清）吴谦编.医宗金鉴·腹胀门（卷五十四）.北京：中医古籍出版社，1995：636.

则气无力，实则气机堵。腹胀常常伴随其他症状出现，如腹胀而肠鸣，腹胀而闷乱等。《小儿药证直诀》云："腹胀由脾胃虚气攻作也。实者，闷乱，喘满，可下之，用紫霜圆、白饼子。不喘者，虚也，不可下。若误下，则脾气虚气上，附肺而行，肺与脾子母皆虚。"[1] 肺金是脾土之母，脾胃虚，子盗母气，故而肺气失司而攻作。《诸病源候论》结合脉象进一步阐述了腹胀："腹胀者，由阳气外虚，阴气内积故也。阳气外虚，受风冷邪气。风冷，阴气也。冷积于腑脏之间不散，与脾气相拥，虚则胀，故腹满而气微喘……左手尺中神门以后脉，足少阴经。沉者为阴。阴实者，病苦小腹满。左手尺中阴实者，肾实也，苦腹胀善鸣……久腹胀者，此由风冷邪气在腹内不散，与脏腑相搏，脾虚故胀。其胀不已，连滞停积，时瘥时发，则成久胀也。"[2] 巢元方认为腹胀是阳气外虚，阴气内积所致，阴实者，则脉沉。这里和太素通中论的含义不谋而合，腹胀是内外行炁不通，卫阳外虚，风冷邪气乘虚犯之，阴气堵塞了经络管道，造成气机不通而胀，此处的胀是虚胀，自我感觉明显，但扪之腹还是软的。因而尺部沉的腹胀，按之有力为胃实，无力则为脾虚。

奔豚首见于《灵枢·邪气脏腑病形》所说："肾脉急甚为骨癫疾；微急为沉厥奔豚。"[3]《金匮要略》云："奔豚病，从少腹起，上冲咽喉，发作欲死，复还止，皆从惊恐得之。奔豚气上冲胸，腹痛，往来寒热，奔豚汤主之。"[4] 奔豚的症状是有气从少腹上冲胸脘、咽喉，发时痛苦剧烈，或有腹痛，或往来寒热，病延日久，可见咳逆、骨痿、少气等症。奔豚之名何解呢？《金匮要略广注》云："肾居下部，而其气每欲上凌，如肾液为唾，痰唾者，肾

① 张玉萍，包来发主编.小儿药证直诀.上海：上海中医药大学出版社，1999：44.
② （隋）巢元方撰.诸病源候论·腹痛病诸候.鲁兆麟主校，黄作阵点校.沈阳：辽宁科学技术出版社，1997：87-88.
③ 谢华编著.黄帝内经·灵枢·邪气脏腑病形.北京：中医古籍出版社，2000：462.
④ （汉）张仲景撰.金匮要略·奔豚气病脉证治.北京：中医古籍出版社，1997：22.

水之上泛也；肾脉循喉咙，咽痛者，肾经之客寒热也；或龙火上升，而为目赤齿痛，以肾合骨，骨之精为瞳子，齿者骨之余也；或风气相持，而为耳痒蝉鸣，以肾开窍于耳也。至于奔豚者，肾气上发也，肾属水，豚亦水畜，位属北方亥宫，故取象于豚；奔者，言其势冲突莫御也。"[1] 豚为水畜，肾气上发，其势头如奔，故曰奔豚。

奔豚为五积之一，《难经·五十四难》："肾之积，名曰奔豚。"[2] 肾于尺部，积以沉脉，故奔豚在尺部可及。同样的，"肝之积名曰肥气，心之积名曰伏梁，脾之积名曰痞气，肺之积名曰息奔，肾之积名曰奔豚，此为五积也"[3]。五积之主脉皆沉，在相对应的部位可诊得。

• 迟脉

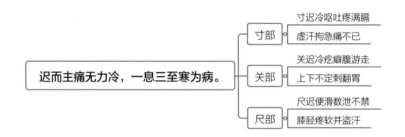

迟而主痛无力冷，一息三至寒为病。

寸迟冷呕吐疼满膈，虚汗拘急痛不已。

关迟冷疹癖腹游走，上下不定刺翻胃。

尺迟便滑数泄不禁，膝胫疼软并盗汗。

① （清）李彣. 金匮要略广注校诠. 海口：海南出版社，2010：108.

② 牛兵占译注. 难经译注. 北京：中医古籍出版社，2004：253.

③ 牛兵占译注. 难经译注. 北京：中医古籍出版社，2004：247-248.

迟而主痛无力冷，一息三至寒为病。

迟为阳不胜阴，故脉来不及。迟脉主寒，脉搏本身是心脏的跳动，心律由窦房结所主，寒冷会使得窦房结发送信号频率减少，从而心跳也减慢。

迟脉主痛，《本草求真》云："痛有因寒、因热、因风、因湿、因滞、因血、因气、因火、因虫之分。"① 其中风所主的痛，少见于迟脉，寒导致的痛最为多见。《素问·痹论》所说："痛者，寒气多也，有寒，故痛也。"② 具体原理在于《素问·举痛论》曰："经脉流行不止，环周不休，寒气入经而稽迟，泣而不行，客于脉外则血少，客于脉中则气不通，故卒然而痛。"③ 经络、血管、腠理均是管道，寒气进入经络，寒性凝滞，拖慢了气血运行而迟。寒气袭于血管外，寒主收引，则血流量相对性减少，推动气血运行力减少；寒气进入脉内，阻塞了运行的管道而不流通。而不通则痛，正如《医学三字经》所云"痛不通，气血壅"④，犹如交通管道内堵塞，车辆行驶速度就减慢了，迟脉因故而现。除了寒之外，湿和痰亦是如此。《丹溪心法》曰："痰因气滞而聚，既聚则碍其路道不得运，故痛作也。"⑤《金匮要略》云："关节疼痛而烦，脉沉而细者，此名湿痹。"⑥ 寒、痰、湿是迟脉所主痛的实性病因。虚同样也会造成痛证，清代吴澄《不居集·诸痛》谓："虚劳之人，精不化气，气不化精。先天之真元不足，则周身之道路不通，阻碍气血，不能荣养经络而为痛也。是故水不养木而胁痛，精血衰少而腰痛，真阴竭绝而骨痛，机关不利而颈痛，骨髓空虚而脊背痛，三阴亏损而腿膝痛。此皆非外邪有余，

---

① （清）黄宫绣．本草求真．北京：人民卫生出版社，1987：325.
② 谢华编著．黄帝内经·素问·痹论．北京：中医古籍出版社，2000：176.
③ 谢华编著．黄帝内经·素问·举痛论．北京：中医古籍出版社，2000：158.
④ （清）陈修园著．医学三字经．上海：上海卫生出版社，1956：16.
⑤ （元）朱震亨撰．丹溪心法·腹痛．北京：人民卫生出版社，2005：234.
⑥ （汉）张仲景撰．金匮要略·痉湿暍病脉证治．北京：中医古籍出版社，1997：5.

实由肝肾不足所致也。"① 不荣则痛，是因为气血亏虚而无力濡养经络脏腑，这就好比痛是畅行受阻，实痛是车辆拥挤塞车，而虚痛是道路坑坑洼洼。

寸迟冷呕吐疼满膈，虚汗拘急痛不已。

膈是横膈膜，胸腔和腹腔之间。《杂病源流犀烛·噎塞反胃关格源流》曰："噎塞、反胃，二者皆在膈间受病，故通名为膈也。"② 冷呕吐疼满膈，这里补充描述了冷吐的症状，不仅是呕吐，还伴有腹部疼痛，痛至膈，胃满如塞感。

呕吐是以胃内容物由口中吐出为主症的疾病。其中，有声有物谓之"呕"，有物无声谓之"吐"，有声无物谓之"干呕"。临床呕与吐常兼见，难以截然分开，故合称为"呕吐"。《圣济总录·呕吐门》云："呕吐者，胃气上而不下也。"③ 呕吐的基本病机为胃失和降，胃气上逆。胃居中焦，主受纳和腐熟水谷，其气下行，以和降为顺。邪气犯胃，或胃虚失和，气逆于上，则出现呕吐。呕吐多由饮食不节、外感时邪、情志失调或素体脾胃虚弱，引起胃失和降，胃气上逆所致。而寸迟的冷呕吐多见于寒邪、进食生冷，因寒邪最易损耗中阳，使邪气凝聚胸膈，动扰胃腑，寒凝而痛，故吐疼满膈。《素问·举痛论》云："寒气客于肠胃，厥逆上出，故痛而呕也。"④ 寒气可指外感风寒，也包括寒凉之物。《古今医统大全·呕吐哕门》云："卒然而呕吐，定是邪客胃府。在长夏，暑邪所干；在秋冬，风寒所犯。"⑤ 在古代六淫外邪致呕吐，长夏为暑，秋冬为风寒。但现代来看，因为空调的使用，夏天的外邪呕吐仍可能为冷吐。此外，现代人饮食十分丰富，因食生冷之物而呕吐，

① （清）吴澄.不居集·诸痛.北京：中国中医药出版社，2002：389.
② （清）沈金鳌撰.杂病源流犀烛·噎塞反胃关格源流.上海：上海科学技术出版社，1962：100.
③ （宋）赵佶编.圣济总录·呕吐门.北京：人民卫生出版社，1962：1145.
④ 谢华编著.黄帝内经·素问·举痛论.北京：中医古籍出版社，2000：159.
⑤ （明）徐春甫编集.古今医统大全·呕吐哕门.北京：人民卫生出版社，1991：903.

也很常见，尤其是小孩子，贪食冰激凌，除了寒湿之外，还同时耗伤脾阳，导致了脾虚，日久就埋下了痰湿的种子，形成了各种过敏性症状，如鼻炎、皮疹等等。

虚汗拘急痛不已。这个条文很妙，没有直接说病名，而是描述了急症的症状，虚汗自出，疼痛明显。结合寸部，其实我们可以知道这里指的是胸痹的急证。胸痹[①]是以胸部闷痛甚则胸痛彻背、喘息不得卧为主症的疾病。轻者仅感胸闷如窒，呼吸欠畅，重者则有胸痛，严重者心痛彻背，背痛彻心。真心痛，是胸痹进一步发展的严重病证，其特点为剧烈而持久的胸骨后疼痛，伴心悸、喘促、肢冷、汗出、面色苍白等症状，甚至可能危及生命。《医学正传》云："有真心痛者，大寒触犯心君。"[②] 而最接近的是寒凝心脉证，症见猝然心痛如绞，心痛彻背，喘不得卧，多因气候骤冷或外感风寒而诱发或加重，伴形寒，甚则手足不温，冷汗自出，胸闷气短，心悸，面色苍白，苔薄白，脉沉紧或沉细。《类证治裁·胸痹论治》云："胸痹，胸中阳微不运，久则阴乘阳位而为痹结也。"[③] 寸脉指的是上焦为主，也就是心肺，心为阳，而迟脉为阴，主寒，这里的阴乘阳位，动态描绘了胸痹的病机过程，就是阴寒犯心阳，寒邪阻滞了心气的温煦功能，阻则堵，形成了痹结。

此外，迟脉除了寒之外，还会是虚。虚汗拘急痛不已，临床常见的除了心系疾病，如心绞痛、心肌梗死、心衰外，还有肺系疾病急症也是需要考虑的，如肺栓塞、气胸等等。近年来，气胸的发病率明显升高，常见于青壮年男性及有基础肺疾病者。当肺或胸膜病变使脏层胸膜破裂，或由于靠近肺表面的微小泡和肺大疱破裂，肺和支气管内空气进入胸膜，形成胸膜腔积气，称为气胸，症状上会出现突发的胸痛，伴有胸闷、短气、呼吸

① 周仲英.中医内科学.北京:中国中医药出版社,2003:135-146.

② (明)虞抟.医学正传.北京:中医古籍出版社,2002:207.

③ (清)林佩琴.类证治裁·胸痹论治.北京:人民卫生出版社,2005:364.

困难等。

气胸和冠心病急性发病时其脉均可能出现迟脉，但脉形及脉宫还是不同的。气胸可以出现在双侧的寸部肺脉，冠心病还是以左侧寸部心脉为主。脉形也是不同的，心梗有其脉点，气胸则会呈现脉形，具体的在太素病理性脉法继续讨论。

关迟冷疝癖腹游走，上下不定刺翻胃。

关部多对应的是腹部，这里提到了冷疝的概念，疝多指突起、结块，而冷疝可以理解为阴实，表现为寒凝、痰湿、水饮。癖在《医学心悟》有描述："寻常少腹痛，多属疝、瘕，奔豚之类。书云：男子外结七疝，女子带下瘕聚，古人更有疝癖癥瘕之名，皆一类也。疝如弓弦，筋扛起也。癖者隐辟，沉附着骨也。癥则有块可征，犹积也，多属于血。"[①] 可见癖为隐癖之意，具体位置并不明显。《诸病源候论》论述癖候属性："夫五脏调和，则荣卫气理。荣卫气理，则津液通流。虽复多饮水浆，不能为病。若摄养乖方，则三焦否隔。三焦否隔，则肠胃不能宣行。因饮水浆过多，便令停滞不散，更遇寒气，积聚而成癖。癖者，谓僻侧在于两胁之间，有时而痛是也。"[②] 这里认为癖是水饮停滞遇到寒气，积聚而成。综合来看就是有寒湿聚于腹部，寒气上下游走于胃脘，感觉疼痛，甚则因寒性凝滞成瘀而刺痛。这个最常见的是夏日过度饮用冷饮导致的急性肠胃炎，症见腹部疼痛，胃内好像有东西顶着，伴有刺痛。值得注意的是很多时候还会伴有灼热感，自觉潮热，常被误诊为热证。而这与《医宗金鉴》所云相似："癖疾一证，皆因饮食过节，肠胃填满，浊汁外溢，复感寒气凝结而成。每生于左胁之下，始如鸡卵，

---

① （清）程国彭撰.医学心悟·小腹痛.北京：中国中医药出版社，2009：180.

② （隋）巢元方撰.诸病源候论·癖病诸候.鲁兆麟主校，黄作阵点校.沈阳：辽宁科学技术出版社，1997：103.

坚硬成块，渐如覆盆之形，越脐则难治矣。其候身体潮热，喜饮凉水，肌肤消瘦，面色青黄也，治者宜详察之。"① 太素通中论认为寒邪就是寒邪，并不会自己变为热邪，产生热象，是因为寒阻滞了管道气机，导致内外炁不通，交互失司，寒热无法沟通而内寒外热。

尺迟便滑数泄不禁，膝胫疼软并盗汗。

便滑数泄不禁，指的是大便次数多，也就是泄泻。泄泻是以排便次数增多，粪质稀薄或者完谷不化，甚至泻出如水样为主症的病证。大便溏薄而势缓者为泄，大便清稀如水而直下为泻。《黄帝内经》中说："小肠者，受盛之官，化物出焉。"② 小肠具有分清泌浊的功能，接受经胃初步消化的饮、食物，进一步消化和吸收，将消化后的精微物质，通过脾的运化作用，上输心、肺而散布周身。其余包括两部分，一部分为食物被消化和吸收后的糟粕，下注大肠变成大便并排出体外；另一部分为多余无用的水液，经肾脏渗入膀胱变为尿液并排出体外。该功能失常，则水液与糟粕不能下降，就会出现泄泻下利、小便短少等症，临床上常用"利小便而实大便"来治疗。《杂病源流犀烛·泄泻源流》云："是泄虽有风、寒、热、虚之不同，要未有不原于湿者也。"③ 泄泻的发病关键在于湿，这里的湿分为外湿和内湿。外是外感六淫，内是脾虚湿盛。尺部脉迟，多为寒和虚。寒湿困脾，脾阳不振，失于健运，肠道失司，饮食清浊难分，故泄泻清稀，甚则如水样；脾气亏虚则不能升发，水谷不化，清阳下陷，升降失调，清浊混杂而下，故大便时有溏泻，治疗上宜补命门火，提升脾阳，利小便，如火行茶、素湿茶。

膝胫疼软，胫就是小腿，也就是膝关节、小腿疼痛酸软，行走欠力，"打

① （清）吴谦编.医宗金鉴·癣疾门（卷五十五）.北京：中医古籍出版社，1995：639.
② 谢华编著.黄帝内经·素问·灵兰秘典论.北京：中医古籍出版社，2000：35.
③ （清）沈金鳌撰.杂病源流犀烛·泄泻源流.上海：上海科学技术出版社，1962：106.

软腿"等，症见于骨关节炎、骨质疏松等。《灵枢·经脉》云："骨为干，脉为营，筋为刚，肉为墙。"① 肝主筋，肾主骨，骨生髓，《灵枢·本脏》曰："血和则经脉流行，营复阴阳，筋骨劲强，关节清利矣。"② 肾水不足，则无力充髓益精，滋养筋骨，则筋骨衰弱，生长无力。肾分阴阳，肾阳主能，肾阴主精，肾阳虚衰，无力温化则精髓不生；肾阴亏损，精失所藏，则不能养髓生骨，致使髓减骨松。此外，命门火位于两肾之间，命门火衰，则原动力不足，脾阳不振，肾阳不固，进而导致水谷精微物质消化吸收失司，肌肉无以濡养。

并盗汗，这点比较有意思。盗汗，我们都知道，以阴虚为主，而阴虚有热，常为数脉，这里却是迟脉。《医碥》云："汗者，水也，肾之所主也。内藏则为液，上升则为津，下降则为尿，外泄则为汗。而所以外泄，则火之所蒸发也。火属心，故谓汗为心之液。火盛者，虽表固亦出；不盛者，必表疏乃出……盗汗者，寤时无汗，寐时汗出，如盗乘人睡熟而出也。人寤则气行于阳，寐则气行于阴。若其人表阳虚者，遇寐而气行于里之时，则表更失所护而益疏，即使内火不盛，而阳气团聚于里，与其微火相触发，亦必汗出。若内火素盛，两阳相搏，阴液被扰，虽表固者，亦必溃围而出矣。其人阴虚尤易动。及其醒觉，则阳气还出于表，而汗自止。"③ 这里提出了"阳虚盗汗"的现象，汗为火之所蒸发的外泄，火盛而自出，也就是热的出汗；火不胜者，卫气疏以固护而汗出，也就是气虚自汗。而盗汗是卫阳表虚，睡着后阳入于阴，体外阳气更加疏于护卫，入内微火相触则汗出；内火盛的，阳气与之相逢，犹如薪火相逢，同样火外泄而出，而相比之下阴虚更容易汗出罢了。可见在这里的盗汗，还是以阳虚为主的，也就是肾阳不足导致的腿酸、膝软、盗汗出。

---

① 谢华编著.黄帝内经·灵枢·经脉.北京：中医古籍出版社，2000：500.
② 谢华编著.黄帝内经·灵枢·本脏.北京：中医古籍出版社，2000：628.
③ （清）何梦瑶.医碥·杂症·汗.北京：人民卫生出版社，2014：160-161.

- 数脉

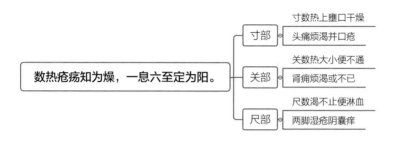

数热疮疡知为燥，一息六至定为阳。

寸数热上壅口干燥，头痛烦渴并口疮。

关数热大小便不通，肾痛烦渴或不已。

尺数渴不止便淋血，两脚湿疮阴囊痒。

数热疮疡知为燥，一息六至定为阳。

数为阴不胜阳，故脉来太过焉。如《景岳全书》有，"数脉……为寒热，为虚劳，为外邪，为痈疡……暴数者多外邪，久数者必虚损……若数而无力者，到底仍是阴证"[①] 的记载，数脉主热证，临床上发热会导致心跳加快，平均每升高 1℃，心跳就加快 10 次 / 分钟，这是机体代偿的生理反应。而脉搏在大多数情况下和心跳是同步的，故而热则脉数。疮疡，在古代泛指外科感染疾患，《洞天奥旨》云："疮疡之症，皆火毒症也，但火有阳火、阴火之不同。而毒有阴毒，阳毒之各异。"[②] 疮疡以红肿热痛痒为特点，临床症状各异，根本还是在于热，区别在于其病因。高锦庭在《疡科心得集》中提道："盖以疡科之证，在上部者，俱属风温风热，风性上行故也；在下部者，俱属湿火湿热，水性下趋故也；在中部者，多属气郁火郁，以气火之俱发于

① （明）张介宾著.景岳全书·道集·脉神章（卷五）.赵立勋主校.北京：人民卫生出版社，1991：91-92.

② （清）陈士铎.洞天奥旨.北京：中医古籍出版社，1992：7-8.

中也。其间即有互变，十证中不过一二。"①

数脉可主燥，燥为阳邪。《医学入门》道："燥有内外属阳。外因时值阳明燥令，久晴不雨，黄埃蔽空，令人狂惑，皮肤干枯屑起。内因七情火燥，或大便不利亡津，或金石燥血，或房劳竭精，或饥饱劳逸损胃，或炙煿酒酱厚味，皆能偏助火邪，消烁血液。"②《冯氏锦囊秘录》云："夫六气之中，惟燥治之尤难。盖燥万物，莫甚于火。火者十二经皆有之，当其阴阳和，脏腑强，营卫固，寒热调，喜怒平，则诸经各适，火焰不冲，燥从何来？一有所伤，火乃踵起，如风郁不散，则因风火动而燥者；或热壅不除，因热愈热而燥者；或久病之后，阴虚火动而燥者。在外则皮毛枯槁，在上则咽干口燥，在中则烦渴不已。"③燥，干也，干就是津液少，在体表就是皮肤干燥、毛发干枯，在上就表现为口干咽燥、干咳少痰，在中多表现为口渴烦躁，在下表现为大便干结、小便短少等。尽管临床上分寒燥和温燥，但燥的症状是津液亏耗，阴虚则火旺，寒燥属于寒火，其象为火，其因为寒。

太素通中论认为各种热象、内外疮疡的数脉，皆因管道堵塞而郁热、瘀热，继而病菌致病，产生了炎症，而呈热象，诊脉则为数脉。

寸数热上壅口干燥，头痛烦渴并口疮。

寸部数脉，主上焦火热，燥证在上文我们已经讨论过了。关于头痛，《济生方》云："夫头者，上配于天，诸阳脉之所聚。凡头痛者，血气俱虚，风寒暑湿之邪伤于阳经，伏留不去者，名曰厥头痛。盖厥者，逆也，逆壅而冲于头也。痛引脑巅，甚则手足冷者，名曰真头痛，非药之能愈。又有风热痰厥，气虚肾厥。新沐之后，露卧当风，皆令人头痛……《续方》

① （清）高秉钧.疡科心得集.北京：人民卫生出版社，2006：例言.
② （明）李梴.医学入门·杂病提纲·外感.天津：天津科学技术出版社，1999：778.
③ （清）冯兆张纂辑.冯氏锦囊秘录·燥门儿科.北京：人民卫生出版社，1998：259.

头痛评治：夫人头者，诸阳之所聚，诸阴脉皆至颈而还，独诸阳脉皆上至头耳，则知头面皆属阳部痛也。且平居之人，阳顺于上而不逆，则无头痛之患，阳逆于上而不顺，冲壅于头，故头痛也。"[1] 头为诸阳之会，头痛的发病基础是虚而受邪，"阳逆于上而不顺"[2]，从太素通中论的角度来看，是内虚导致贼邪犯之，从而阻塞了经络管道，才会导致阳逆而不顺，不通则痛，故头痛。数脉的头痛，多为急性发作，多为热证为所见，头风也会出现数脉。

烦渴，即烦躁口渴，寸部数脉的烦渴，多为心火为病。《赤水玄珠》对于烦躁有其解释："仲景云：烦属肺，躁属肾，火入于肺则烦，入于肾则躁。大抵烦躁皆心火为病。火旺则金烁而水亏也。惟火独存，故肺肾合而为烦躁。又脾经络于心中，心经起于脾中，二经相搏，湿热生烦。夫烦者，扰扰心乱，兀兀欲吐，怔忡不安。成无己曰：烦为扰乱而烦，躁为愤怒而躁。合而言之，烦躁为热也。析而言之，烦阳也，躁阴也。烦为热之轻者，躁为热之甚者。陈无择曰：内热为烦，外热为躁。又曰：虚烦身不觉热，头目昏疼，口干，咽燥，不渴，清夕不寐，皆虚烦也。"[3] 烦躁都是心火为病，烦属肺，在寸部，躁属肾，在尺部，烦看似是情绪，但也有其症状，烦是心火上炎，可出现小便短赤，口舌生疮，心悸气短等。

《血证论》对于渴证有详细的解读，认为发渴分为血虚、瘀血、水虚，"血虚则发渴，有瘀血则发渴，水虚亦发渴。血虚发渴者，血为阴，气为阳，血少则气多，阳亢无阴汁以濡之，故欲饮水也……瘀血发渴者，以津液之生，其根出于肾水，水与血，交会转运，皆在胞中。胞中有瘀血则气为血阻，不得上升，水津因不能随气上布，但去下焦之瘀，则水津上布，而渴自止

① （宋）严用和 . 重辑严氏济生方 · 头面门 . 北京：中国中医药出版社，2007：141.
② （日）丹波元坚编纂 . 杂病广要 · 头痛 . 北京：中医古籍出版社，2002：1049.
③ （明）孙一奎撰 . 赤水玄珠全集 · 烦躁门 . 凌天翼点校 . 北京：人民卫生出版社，1986：595-596.

……水虚发渴者，以肺胃之水津不足，是以引水自救。水津虽由水谷所化，而其气实发源于肾中。肾中天癸之水，至于胞中，循气街，随呼吸而上于肺部，肺金司之，布达其气，是以水津四布，口舌胃咽，皆有津液，而不渴也。若肾中之水不足，则不能升达上焦，是以渴欲饮水"①。从中可以看到烦渴，多为水虚发渴，心火导致烦躁，心火克肺，肺的水液输布不利，心肾不交，肾水不足难以升达上焦，故而烦渴。

《医贯》论："口疮，上焦实热，中焦虚寒，下焦阴火，各经传变所致……虚寒何以能生口疮，而反用附子理中耶？盖因胃虚谷少，则所胜者，肾水之气，逆而乘之，反为寒中。脾胃衰虚之火，被迫炎上，作为口疮。经曰：岁金不及，炎火乃行。复则寒雨暴至，阴厥乃格阳反上行，民病口疮是也。"②口疮在寸部数脉，多为实热证，更多的是心火上炎证，在关部虚寒，也就是脾胃虚寒，多为迟弱脉，而下焦阴火，更多的是肾阴不足，也就是前文提到的寒火，即寒燥。

关数热大小便不通，肾痛烦渴或不已。

大小便不通，其脉数为热也。《诸病源候论》云："腑脏不和，荣卫不调，阴阳不相通，大小肠否结，名曰关格，关格，故大小便不通。自有热结于大肠，则大便不通；热结于小肠，则小便不通。今大小便不通，是大小二肠受客热结聚，则大小便不通。此止客热暴结，非阴阳不通流，故不称关格，而直云大小便不通。"③小肠主津、大肠主液，小肠主受盛化物、大肠主传导，正如《诸病源候论》言："大便不通者，由三焦五脏不和，冷热之气不调，

---

① （清）唐宗海.血证论·发渴.北京：人民卫生出版社，1990：85.
② （明）赵献可.医贯·口疮论.北京：人民卫生出版社，1959：60.
③ （隋）巢元方撰.诸病源候论·妇人杂病诸候四·大小便不通候.鲁兆麟主校，黄作阵点校.沈阳：辽宁科学技术出版社，1997：190.

热气偏入肠胃，津液竭燥，故令糟粕否结，壅塞不通也。"①热煎灼津液，则大便干结，客热阻滞经络，肺与大肠相表里，则肺金受热，《赤水玄珠》有道："夫小便者，足太阳膀胱所主，长生于申，申者西方金也，金能生水，金者肺也，肺中伏热，水不能生，是绝小便之源也。"②故而临床上大便不通出现早于小便不通，便秘也比癃闭多见。尿毒症患者早期多有便秘的症状，西医的解释是毒素蓄积造成肾脏负担，继而引起少尿，而从这里可知中医认为大肠热结，影响肺热，水不能生，而小便绝。太素通中论看来，肺与大肠互为表里，肺主宣发肃降，大肠主传导，肺阳不足，无以化水，则无小便；肺热太过蒸腾水液，同样也无小便。

痈者，腑病也，病位在表浮浅，热气积聚所致。《诸病源候论》："痈者，由六腑不和所生也。六腑主表，气行经络而浮。若喜怒不测，饮食不节，阴阳不调，则六腑不和。荣卫虚者，腠理则开，寒客于经络之间，累络为寒所折，则荣卫矧留于脉。荣者，血也；卫者，气也。荣血得寒，则涩而不行，卫气从之，与寒相搏，亦壅遏不通。气者，阳孔。阳气蕴积，则生于热。寒热不散，故聚积成痈。腑气浮行，主表，故痈浮浅，皮薄以泽。久则热胜于寒，热气蕴积，伤肉而败肌，故血肉腐坏，化而为脓。其患在表浮浅，则骨髓不焦枯，俯脏不伤败，故可治而愈也。"③而肾痈的话，与其他的体痈不同，《洞天奥旨》云："发于腰之上命门之旁，乃膀胱之经穴也。然，其穴逼近肾堂，虽膀胱之部位也，实即肾之部位也。此处断不可生痈，而痈之生者，无不由于多服金石热药及膏粱厚味。又不忍轻易泄精，遂忍耐而战，及至精欲下走之时，或提气缩龟，不使其遽泄。肾不得出于精管，欲仍回

① （隋）巢元方撰.诸病源候论·大便病诸候.鲁兆麟主校，黄作阵点校.沈阳：辽宁科学技术出版社，1997：79.
② （明）孙一奎撰.赤水玄珠全集·小便不通门.凌天翼点校.北京：人民卫生出版社，1986：609.
③ （隋）巢元方撰.诸病源候论·重刊巢氏诸病源候总论卷之三十二·痈疽病诸候上.鲁兆麟主校，黄作阵点校.沈阳：辽宁科学技术出版社，1997：147-148.

旧宫，而肾不受，乃壅于皮肤，变为毒，而成痈也。"[1] 肾痈是肾精郁积化热所致，故其脉数。

尺数渴不止便淋血，两脚湿疮阴囊痒。

渴证在前文已经讨论过了，血虚渴、瘀血渴、水虚渴，渴不止的话，以瘀血和水虚为多，瘀阻其渴但欲漱水而不欲咽。渴的症状很明显，但饮水却不多。水虚也就是肾水不足，其渴喝水如同隔靴搔痒，水分摄入并不能完全补足肾水的匮乏，肾水更多的是肾阴。所以肾阴亏虚，阴虚火旺，脉为数。

便淋血，也就是便血和尿血，便血大多与肠胃之火有关，火热迫血妄行而便血。《景岳全书》有云："大便下血，多由肠胃之火，盖大肠小肠皆属于胃也。但血在便前者，其来近，近者，或在广肠，或在肛门；血在便后者，其来远，远者，或在小肠，或在于胃。虽血之妄行，由火者多，然未必尽由于火也。故于火证之处，则有脾胃阳虚而不能统血者，有气陷而血亦陷者，有病久滑泄而血因以动者，有风邪结于阴分而为便血者。大都有火者多因血热，无火者多因虚滑，故治血者，但当知虚实之要。"[2] 火分为实火和虚火，实火是火热，其脉数而有力；虚火多为亏虚，气虚难以摄血，其脉数而欠力。

湿疮阴囊痒，多为下焦湿热导致。《洞天奥旨》云："手足乃四末也，属脾而最恶湿。以脾为湿土，以湿投湿，安得不助湿乎？湿以加湿，此湿疮之所以生也。"[3] 湿疮乃风、湿、热邪客于肌肤而成，与脾息息相关，脾虚湿阻，脾虚而血亏生风燥，风、湿郁滞而生热。阴囊痒，又为肾囊风、绣球风，乃肝经湿热，风邪外袭皮里而成。湿性重浊，趋下，故湿象大多先发于下部。

---

① （清）陈士铎．洞天奥旨．北京：中医古籍出版社，1992：53-54.
② （明）张介宾著．景岳全书·贯集·血证（卷三十）．赵立勋主校．北京：人民卫生出版社，1991：666.
③ （清）陈士铎．洞天奥旨．北京：中医古籍出版社，1992：165.

五、太素本因脉

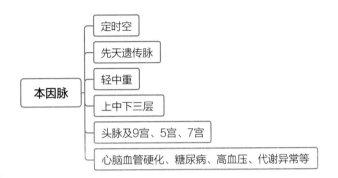

本因脉为先天遗传脉，轻中重取，上中下三层不限，通过诊脉可确定先天遗传的疾病倾向，头脉及 9 宫、5 宫、7 宫多见，常见于家族性心脑血管硬化、高血压、心脏病、糖尿病、风湿免疫性疾病等。医者在看诊时，家族史和既往史是病史中不可缺少的部分，而本因脉可以囊括这个部分。

本因脉是太素脉法定时空的体现，包括了过去和未来两方面。过去体现在家族史，通过诊脉可知家族遗传史，高血压、糖尿病、心脑血管硬化、尿酸高、过敏等；同时可以结合疤痕脉、刀疤脉相互印证，得出过去的疾病史、手术史、骨折史、外伤史等，使得诊断更为全面。未来体现在家族遗传脉的基础上，可以预测体质发病倾向，结合五运六气，可以告知病情可能的趋势，真正达到未病先防。

本因遗传脉里，父母一方有就会遗传下来，多为父传女，母传子。肝囊肿、肾囊肿都属于遗传，脑萎缩、帕金森、痴呆、智力低下，多为肾不足、先天不足，遗传居多；太素通中论认为痴呆除了先天遗传外，与椎管狭窄还有关系。常见本因脉，心脑血管硬化易沉积，犹如水垢，则其脉硬；心脏病变多见线虫脉、蚯蚓脉，等等。

六、太素病理性脉法

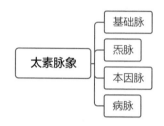

太素脉法以太素通中论为理论基础，太素通中论认为人体由有形系统和无形系统组成，其中有形系统包括七脏九腑及其管道，无形系统包括三魂七魄、奇经十一脉、十二经络、穴位等。

太素脉有天脉、人脉、地脉，诊脉时有形系统病脉可表现为炁触脉、绵绵脉、凉粉脉、柿皮脉、甲背脉（鳖背脉、龟背脉）、菜籽脉、鲇鱼脉、蛤蟆脉、夹生饭脉、软骨脉、附骨脉、豆米脉、石榴籽脉、热蚁脉、耙耙脉、南墙脉、洼地脉、油冻脉、津鱼脉、线虫脉、蚯蚓脉、蛆虫脉、蚂蟥脉、笛孔脉、中空脉、气球脉、香肠脉、蜂腰脉、手淫脉、房事脉、薪亏脉、狗喘脉、龟兔脉（兔行脉、龟行脉）、烂柿脉、云雾脉、豆壳脉、栗子脉、芝豆脉、血泡脉、三豆脉（三豆一米脉）、板油脉、痰火脉、寒骨脉、刀疤脉、疤痕脉。本因脉是特殊脉，不是完全属于病脉。

无形系统有龙脉、虎脉、中柱脉、龙抱柱脉、炁根脉、神根脉、精根脉、血根脉。

1. 炁触脉

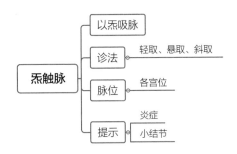

炁触脉提示各脏器的炎症前期、轻证，以及小器官腺体的结节。

诊脉主要为轻取、悬取、斜取，炁触脉是太素脉法以炁吸脉的代表脉象，也是入门初学者必学之脉形。医者诊脉时凝神静气，用力切勿过重，很容易就忽略了脉点，上手触脉随即可得，可见于各宫位，与脏器位置相对应。

炎症是具有血管系统的活体组织对损伤因子所发生的防御反应。血管反应是炎症过程的中心环节。炎症本身是人体的自动的防御反应，相当于正气与邪气斗争的开战信号。前面我们说过浮脉的原理，肌表的卫气与外邪相搏，体内的气血经脉管涌向肌表，气血往外冲击脉管，故而浮。而炎症点也相类似，无论是风寒、风热，还是湿热、寒湿，在太素通中论看来，都是内外炁交通受阻、病毒阻塞管道所致。无论是有形系统还是无形系统皆是由管道组成，现在导航地图上道路阻塞的地方都会显示不同的颜色，我们的脉法就是导航，炁触点就是显示了炁阻塞处，而炎症的炎，两个火组成，火性炎上，故而炎症点本身就是脉位上的点，甚则食积导致的胃肠炎症，还会顶手。

所谓正气存内，邪不可干，通中论的管道论认为，如果人体管道通畅则细菌能够排出，气血流通，也就是流水不腐的原理，自然就不会生病。

发炎最常见的是咽喉炎，急性上呼吸道感染很多都可见咽喉发炎，也就是受寒，导致腠理闭阻，内外寒热交通不畅，导致卫表受寒、内里发热，内热也就呈现为内部的发炎，在诊脉时轻取寸部咽喉脉位即得。

而急性肠胃炎，最多的病因是进食生冷，如冰啤酒、海鲜、冷饮等，这些寒凉之物入胃，寒主收引且凝滞，消化本身是要靠脾阳的作用，那么寒直中脾胃，中焦管道收缩且不通，内行氖不能向外，外行氖不能入里，内外氖不畅通，菌邪、毒邪由此滋生致病，故而成为炎症，在诊脉时轻取、中取关部脉即得。

2. 绵绵脉

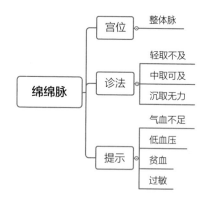

绵绵脉，提示气血不足、低血压、贫血、过敏等。

绵绵脉，顾名思义，软绵绵，并不限于局部宫位，而是整体脉象都是软趴趴的。诊脉时指力不可过重，太重容易诊为无脉，轻取不及，中取可及，沉取无力，整体中柱脉都偏弱，脉位偏低，类似于弱脉。

贫血、低血压都是临床常见的病证，可表现为头昏、乏力、面色萎黄，甚至动则气促。中医上都属于气血不足之象。而过敏也很常见，有时因为过敏物刺激诱发，有时候季节变化就会发病。过敏的临床表现不一，与其体质相关。所谓"血行风自灭"，究其根本是气血虚弱才会发病。

绵绵脉是气血的整体表现，脾胃乃气血生化之源，太素通中论以一个中心、两个基本点为核心，中心是肠胃，也就是中焦，两个基本点是两肾，先后天同调的思想。此外，通中论认为补脾胃还要顾及命门火，人的消化吸收，尤其是腐熟水谷，本身还有命门火的作用。

《素问·调经论》云："人之所有者，血与气耳。"[1] 气为血之帅，气能生血、气能行血、气能摄血；血为气之母，血能养气、血能载气。气血是息息相关的，同为绵绵脉，若关部弱则脾胃弱，寸部陷则肺气不足，尺部沉弱则肾亏。绵绵脉本身是整体脉象，也是慢性病脉，长期气血不足多为多脏腑参与其中，须细细参详各宫位，寻其根本之病因。

一般来说，绵绵脉见于三低，即低血压，低血糖，低血色素。

3. 凉粉脉

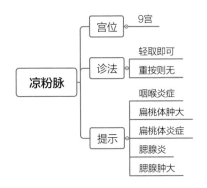

凉粉脉，提示咽喉炎症、扁桃体肿大、扁桃体炎症、腮腺炎、腮腺肿大等。

凉粉脉，脉如其名，似凉粉感，质软而带些许弹性，体积不大，脉位较浅表，轻取即可，重按则无，常见于9宫位。

这里的咽喉炎症，多指慢性咽喉炎，急性咽喉炎多表现为怃触脉。

---

① 谢华编著.黄帝内经·素问·调经论.北京：中医古籍出版社，2000：235.

慢性咽炎① 为咽部黏膜、黏膜下及其淋巴组织的慢性炎症，常为上呼吸道慢性炎症的一部分。临床上以咽喉干燥，痒痛不适，咽内异物感或干咳少痰为特征，多发生于成年人。慢性咽炎病程长，症状易反复发作，病虽小但却难根治，堪称现代人常见病之一。慢性咽炎在中医上属"喉痹"范畴，包括"虚火喉痹""阳虚喉痹""帘珠喉痹"。慢性咽炎常因急性咽炎反复发作，余邪滞留，或粉尘、浊气刺激，嗜好烟酒辛辣等引起；或温热病后，劳伤过度，脏腑虚损，咽喉失养所致。病机上多为肺肾阴虚，虚火上炎；脾胃虚弱，升降失调；脾肾阳虚，阴寒内盛；痰凝血瘀，结聚咽喉等。

从病机上我们可以看到咽喉慢性炎症，虽然是炎症，但也有寒有热，这在凉粉脉上也有区别，可以是四川特色的热凉粉，也可以是广东的龟苓膏。如何分辨，这就要加上功能性脉法了，热凉粉脉，诊脉时除了凉粉本身的形状外，我们还能感受到脉数，甚至是凉粉有点顶手，感觉像加了辣椒面，这就是虚火上炎了；龟苓膏呢，就更好分辨了，诊脉时凉粉的面积会更大且软，脉感是凉的，脉也不会跳得太快，这就是脾肾阳虚，阴寒内盛了。为什么会是这样的呢？因为阴虚则热，热则脉数；而阳虚则寒，寒则脉迟，而且久病之寒多夹有痰湿，凉粉就显得大了。而脾胃虚弱，这点就和之前说过的绵绵脉有关了，犹如煮过头的凉粉，软塌塌的感觉；痰凝血瘀，有形之邪结聚于咽喉，这就像凉粉裹了好多好多的麻酱，不规则的酱料里面可以摸到条状的凉粉。

扁桃体肿大、扁桃体炎症、腮腺炎、腮腺肿大，脉形与咽喉的相似，只是由于脏器大小不同，其凉粉大小也不一样，位置同属于9宫，但相较于咽喉，位置更靠上一点。这里同样多指慢性的。急性扁桃体炎症，多见的也是炁触脉。炁触脉虽然简单，但也是特别常见的一种脉形。

---

① 田道法，李云英.中西医结合耳鼻咽喉科学.北京：中国中医药出版社，2016：130–133.

4. 柿皮脉

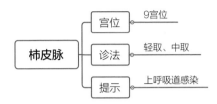

柿皮脉，提示上呼吸道感染。

柿皮脉，诊脉手感犹如刚剥了的柿子皮，不规则的长皮，有些软，但仍有形状。轻取可得，肥胖之人须中取得，重取少有。常见于9宫位。

上呼吸道感染，在中医上多为感冒[①]。感冒是因六淫、时行之邪，侵袭肺卫，以致卫表不和，肺失宣肃而为病。六淫及时邪，都是外邪，前面说过，外邪和正气相斗争。脉为浮，在脉象上就会向上蓄势，犹如柿子皮刚剥下来时候常常会有一个卷起来的趋势。而柿子皮也有所差异，但总体上区别不大：数则热，迟则寒，紧则寒，滑则湿，小则新，大则久。上呼吸道感染若预后不佳，常常就会演变为咽喉炎，即文中所提及的凉粉脉。

5. 鳖背脉

6. 龟背脉

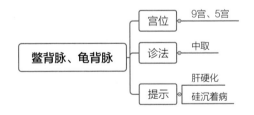

---

① 张伯礼，吴勉华. 中医内科学. 北京：中国中医药出版社，2017：84-94.

鳖背脉，提示肝硬化晚期；龟背脉，多见于硅沉着病。

两种脉，犹如鳖龟背壳手感的脉形，具有不规则的硬感，并带有突起，犹如龟壳上的骨质甲。龟背脉和鳖背脉，二者软硬程度不一，龟背较硬，且有骨质突起，而鳖背较软，较为平滑。诊脉时多为中取，部分肥胖患者由于皮下脂肪较厚需要沉取，多见于9宫位、5宫位。

肝硬化[①]是由于各种病因长期损害肝脏所引起的，以肝组织弥漫性纤维化、假小叶和再生结节形成特征的慢性肝病。其病因有病毒性肝炎、慢性酒精中毒、胆汁淤积、循环障碍、非酒精性脂肪性肝炎、寄生虫、营养不良、工业毒物及药物，等等。病理上，肝脏早期肿大，晚期明显缩小，质地变硬，表面弥漫性分布大小不均的结节和塌陷区。这一病理特点，在诊脉应指时，首先肝脉部有如鳖背那般触感，面较大，有些硬，还有着凸起的疙瘩，越硬提示病程越久，程度也越严重。肝硬化在中医上属于"积聚"。《金匮要略·五脏风寒积聚病脉治》有提及，"积者，脏病也，终不移；聚者，府病也，发作有时"[②]肝硬化的临床症状，更符合"积"的概念。积聚病位主在肝脾，多为气机阻滞，瘀血内结而成。所以诊脉上主要也是在关部，也就是5宫为主。肝硬化的鳖背脉，是病脉其形的体现。

从太素通中论的角度来看，这种形就是管道不通导致气血流行不畅，日久而成病形。这里的病因有多种因素，痰湿、血瘀、湿热、寒湿、酒毒、药毒、亏虚，等等，病毒也属于疠气的范围，故而还有疠毒。除了脉形之外，同时还能诊断相对应的病因，其脉象分别会表现为滑脉、紧脉、涩脉、数脉、迟脉，等等。

肝炎、脂肪肝没有接受良好的治疗，最后会转化成肝硬化、肝腹水。西医通常把肝硬化、肝腹水列为不治之症，腹水越抽越多，得不到控制。中医

---

① 倪伟.内科学.北京：中国中医药出版社，2016：185-192.
② （汉）张仲景撰.金匮要略·五脏风寒积聚病脉证并治.北京：中医古籍出版社，1997：30.

认为气滞湿阻、气滞血瘀、湿热蕴结、寒湿困脾、脾肾阳虚、肝肾阴虚都是该病症的病因。太素经脉医学认为外邪内郁，肝魄受到侵扰，使精魂之液不能顺利到达肝脏，炁魂不能通过经络输布肝脏，神魂不能通透调理肝脏。

疫毒时疫外染或纵酒无节，郁而不达，中焦受阻，脾胃运化失常，或湿从寒化或湿从热化，湿壅肝胆，郁结肝炁而致胁疼，胆汁外溢致疸，脾炁受伤运转无力，日久则炁血凝滞，络脉瘀阻，痰湿互结，炁血凝滞而成积块，积块日久，水停炁壅，发为鼓胀，积瘀胆腑，结成沙石，演化为鼓胀积块。

硅沉着病是尘肺中最为严重的一种，由长期吸入粉尘所引起。病理上肺部有广泛的结节纤维化。诊脉上与肝硬化相似，但多见的是龟背脉，这是由于肺和肝本身结构的差异，导致其病变的性质不同。结节纤维化犹如龟背的触感，结节并不是独立的一个个突起，之间还有纤维化牵连感，而且质地较硬，棱角不分明，逐渐钙化，钙化点刺手。

7. 蛤蟆脉

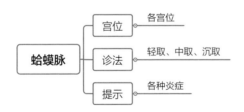

蛤蟆脉，提示各脏腑炎症。

蛤蟆脉，与上文提过的炁触脉有所联系。炁触脉提示炎症早期、轻证，蛤蟆脉的炎症，病程较后，而且病情较前者加重，触脉也明显。所谓蛤蟆脉，脉形犹如蛤蟆背部皮肤，麻麻粒粒，密布不等大的疣粒。可见于各宫位，故根据宫位不同，浮取、中取、沉取皆可，中取较多，根据病程的不同，脉可数、可迟，但数脉多见。

之前说过炎症轻证是炁触脉，蛤蟆脉是其进一步发展而成的，由于病程的推进，病灶的深度和广度也成正比。如原先9宫位的炁触脉，提示上呼吸道感染，再次诊脉时，9宫位出现了蛤蟆脉，这就提示上呼吸道感染日久不愈，进而演变为肺部炎症。这里要注意的是，蛤蟆脉和龟背脉、鳖背脉有很大的不同，蛤蟆的麻麻粒粒，是病的气血体现，并非和器质性的病理改变完全一致，更多的是脉在病前，有着预告的作用。

太素经脉医学认为肾炎有以下原因：

（1）肾魄不接炁魂，造成肾脏炁机不畅，使水湿寒不能实时排出，造成水肿。

（2）久病喘、咳、疟、痢，或误服凉药。饥饿、劳役、营养不良，脾胃元气损伤，土不制水或房劳色欲太过，真元暗损，命门火衰，不制阴寒，水邪泛滥，产生水肿。

（3）水湿浸渍居处卑湿，涉水冒雨，冲犯雾露，衣着冷湿，汗出渍衣，以致水湿渗注经络，壅塞三焦，浸淫腑脏，脾受湿困，不能制水输布，水气独归于肾，肾失渗泄，水溢肌肤，产生水肿。

（4）误食化学药品、激素伤及肾脏。

（5）糖尿病引起的糖尿病性肾病。

（6）受寒之后管道闭塞，尿液无法排出病毒，尤见于小孩感冒发烧的病毒性肾炎。

8. 菜籽脉

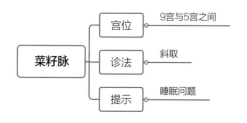

菜籽脉，提示睡眠问题。

菜籽脉，脉形如油菜籽，特别之处在于跳动感。诊脉时斜取可得，在左侧的9宫和5宫之间可寻得。所谓斜取，是用指腹的侧缘来诊脉，手法宜轻。

中医将失眠称为"不寐"①。不寐是由心神失养或心神不安所致，以经常不能获得正常睡眠为特征的一类病证。主要表现为睡眠时间、深度的不足，轻者入睡困难，或寐而不酣，时寐时醒，或醒后不能再寐，重则彻夜不寐。不寐的病理变化总属阳盛阴衰，阴阳失交。一为阴虚不得纳阳，一为阳盛不得入于阴。不寐的病理性质有虚实之分。肝郁化火，或痰热内扰，心神不安者以实证为主。心脾两虚，气血不足，或心胆气虚，或心肾不交，水火不济，心神失养，神不安宁，多属虚证。但久病可表现为虚实兼夹，或为瘀血所致。

前文我们提过，脉分阴阳，浮为阳，沉为阴，数为阳，迟为阴。同样的，动为阳，静为阴。菜籽脉充分体现了这一特点，不寐的总病机是阳盛阴虚，故而其表现为动态，其位表浅，其率为数。这是其形的表现。具体是痰热、肝火、气虚、血虚的病因，需要结合功能性脉法，不可因脉点跳动就辨证其为热象。

诊脉诊到菜籽脉，病人肯定睡眠不好。为什么睡眠不好呢？那是因为他的胃出了问题，使他祖宗不交。为什么会祖宗不交呢？因为胃有一个别络，这个别络直接与心包经相连，上扰心包，心包里的灵直接上大脑继续活动，祖宗没得到休息，所以祖宗不交，整个晚上要么做梦、要么想问题。那么胃受到什么干扰让它上扰心包？首先，我们将右手大九宫中肝胆所在的5宫位上会摸到胆囊炎症，发现胆汁反流到了胃里，所以真正引起以上一系列问题（祖宗不交、睡眠不好、夜梦）都是因为胆汁反流引起的。故

---

① 周仲英.中医内科学.北京:中国中医药出版社,2003:154-155.

在睡眠这个问题上，不能只治疗睡眠和胃，而忽略肝胆的问题。

其次，在右手大九宫中的 1 宫位上摸到右肾阳炁虚，而右手大九宫中的 5 宫位上摸到肝胆炁强，这就表明病人肝火旺而右肾阳炁虚，这样就引起心肾不交、祖宗不交，长期就会导致睡眠不好。

最后，老年性睡眠障碍，多由宗魄引起即男性为雄性荷尔蒙过多，或不足，或缺失雌性荷尔蒙；女性为雌性荷尔蒙过多，或不足，或缺失雄性荷尔蒙，这些都会引起肝火过旺或者是胆虚，最终导致祖宗不交。

如果是年轻人就存在雄性或者雌性荷尔蒙的不足，同样也会引起祖宗不交、睡眠不好甚至影响健康、影响发育。这个问题是多方面引起的，主要包括早期手淫过度、房事过多，消耗太大等。

我们知道胆囊有浓缩和储存胆汁之用。肝细胞中进行的生化作用会制造出大量的副产品，其中一种就是胆汁。肝会不断分泌胆汁，流进胆囊中储存。当小肠进行消化作用时，便会释放胆汁。经胆囊管和胆总管在肝胰壶腹与胰汁混合，并排到十二指肠。胆囊内的单层柱状上皮细胞会分泌出黏液，保护胆囊内壁免受胆汁腐蚀。

正常生理条件下，机体存在十二指肠胃反流，而反流物不对胃黏膜造成伤害。但在胃—幽门—十二指肠运动障碍时，胆汁反流入胃，在胃酸作用下，破坏胃黏膜屏障，造成胃黏膜慢性炎症、糜烂甚至溃疡。胃的炎症刺激会产生病炁，病炁在足阳明胃经中运行，到达心包络。而心包住着心神，心神受到影响，上扰大脑，在睡眠时就会产生梦境；另外，胆汁反流入胃，刺激胃黏膜，引起胃的炎症，胃上有一条别络直接与心包相连，扰动心包内住的灵。灵受扰则上扰大脑，睡眠时就会梦境不断，甚至像演连续剧一样，不断上演。醒来后便会觉得异常疲惫，那是因为你的神没有休息，你的灵没有休息，你的大脑没有休息的缘故。更惨的是，甚至整夜无法入眠，思绪乱飞，长此以往还会引起梦游症。

9. 热蚁脉

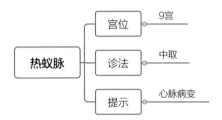

热蚁脉，提示心脉病变。

热蚁脉，也是个动态脉，诊脉时指下脉跳动快慢不一，犹如热锅上的蚂蚁在蹦迪，节律不规则，形态也不可循。这和菜籽脉不同，菜籽脉可触及跳动的油菜籽，但这里的蚂蚁是摸不到形的，更多的是气血。诊脉时一般中取，要求医者自己凝神静气，避免外界的干扰，细细感受此脉的变化。热蚁脉，在9宫可见，提示心脉病变，心绪不宁，诚惶诚恐状。

这里的心脉病变，包括了有形和无形两个部分。有形系统，主要是指心脏问题，如自觉心悸，检查示心律不齐、心肌缺血、心肌炎症，等等。无形系统，还与病家情绪相关，焦虑、忧虑、心绪不宁都会出现此脉。

10. 南墙脉

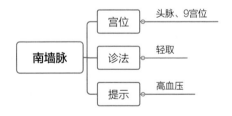

南墙脉，提示高血压。

南墙脉，可见于头脉、9宫位，轻取可得，搏动有力，频频撞手，且快，大有不撞南墙不回头之势，头脉在人脉寸部上一指，主头脑。

高血压①是一种以体循环动脉血压持续升高为特征的心血管综合征。动脉压的持续升高可导致如心脏、肾脏、脑和血管等靶器官的损害。大多起病隐匿，症状不明显，体检或者就医才发现。有些患者会出现头痛、头晕、心悸、后颈部疼痛、后枕部或颞部波动感，失眠健忘、记忆力减退、注意力不集中、耳鸣、情绪易波动、发怒、神经质，等等。

头为诸阳之会，清阳之府，居于人体之最高位，五脏精华之血，六腑清阳之气皆上注于头，手足三阳经亦上会于头。《素问玄机原病式·五运主病》中言："所谓风气甚而头目眩运者，由风木旺，必是金衰不能制木，而木复生火，风火皆属阳，多为兼化，阳主乎动，两动相搏，则为之旋转。"②太素经脉医学认为是肾氕不足，管道收缩，血管瘀堵或收缩造成高血压。肾阴虚导致气血上行。南墙脉，也是风脉的一种体现，头风故出现眩晕之状，风性主动，向上，故脉动频频向上撞手。搏动撞手的力度，与血压升高的程度相关，脉越快，跳动越有力，提示血压越高。胃脉中积而浮成内风，右肺脉感风寒浮成外风，复合脉跳有力，血热而脉数谓之继发性高血压。高压者外风，低压者内风，整体实症之顺症，越浮者血压越高。

胃脉下幽积淤而浮成内风，右肺脉感风寒而浮成外风，复合脉跳有力，血热脉数谓之原发性高血压。整体虚症之逆症。胃风者低压，外风者高压，时而高压偏高，时而低压偏高。

那引起高血压的原因是什么呢？七脏九腑都会引起高血压。这里就举一例腹压引起的高血压：我们发现如果在左手大九宫中的5宫位上发现胃压很大，在左手大九宫中的3、8、1、5宫位之间的脉位上发现肠压很大，同时在右手大九宫中的5、1、6、7之间的脉位上也发现肠压很大，这类高血

---

① 倪伟.内科学.北京：中国中医药出版社，2016：119-122.

② （金）刘完素撰.素问玄机原病式·五运主病.上海：商务印书馆，1937：1.

压是由腹压引起的，高血压只是一个表征，肠胃问题引起的腹压高才是根本原因。

11. 耙耙脉

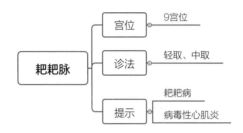

耙耙脉，提示耙耙病、病毒性心肌炎。

耙耙脉，是太素通中论中的特色脉，见于 9 宫位，诊脉时轻取、中取，其脉紧而数，按取后又稍欠力。

"耙耙病"，出自太素通中论，指平素易疲劳乏力，不耐劳作，遇到手提重物上楼爬坡严重气喘劳累，一般既往有呼吸系统感染史，如感冒、肺炎等，其病因是由于外来病毒没有及时排完，外感风寒病毒躲在了心包经，即外感未愈，邪伏于内，治疗上宜祛除寒邪病毒，在临床上多见于病毒性心肌炎、新冠后遗症。

病毒性心肌炎[①]，是指由病毒感染所致的局限性或弥散性心肌炎改变，占心肌炎的 50%。心肌炎是指病原微生物感染或物理化学因素引起的心肌细胞、心内膜、心外膜的炎症反应，最终可导致心脏病变。病毒性心肌炎，其中以肠道和上呼吸道感染的各种病毒最多见。临床上发病前 1~3 周有上呼吸道或消化道病毒感染的前驱症状，多有发热、咽痛、咳嗽、全身不适、

---

① 倪伟.内科学.北京：中国中医药出版社，2016：154-157.

乏力等感冒样症状，或者恶心、呕吐、腹泻等胃肠道症状；感染后1~3周，患者出现头晕、乏力、心悸、呼吸困难、胸部不适、心前区疼痛、浮肿，大部分以心律失常为主。

耙耙病类似于病毒性心肌炎，却范围更广，也可以理解为病毒性管道炎。太素通中论认为人体是由管道组成，外感六淫、疠气皆有可能堵塞管道，如风寒袭表，最初先犯肌表，堵塞了毛孔腠理，出现了怕冷恶风；然后就是肺卫，阻塞了气管，出现了咳嗽、咳痰等症状；寒闭阻于胃，则胃脘疼痛、食欲减退、呕吐；寒湿留于肠胃，则腹泻、肠鸣、矢气；寒痹阻心脉，则出现胸痛心悸等。而病毒就属于疠气的范围，各个脏腑经络都有可能会受袭，那么为什么心包经最为明显呢？那是因为心包是灵居住的地方。这里就是太素通中论的高级知识点了，欲知详情可阅读太素通中论。

所谓的寒入里化热，在管道论中并不成立。寒终究是寒，那为什么会表现为热呢？主要是寒闭阻了管道，内行炁和外行炁交互不通，这才呈现为热象，但其中本质仍有寒，这时候治疗仍是要考虑祛寒的。

12. 夹生饭脉

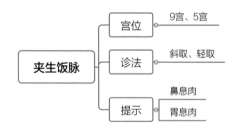

夹生饭脉，提示鼻息肉、胃息肉等。

夹生饭脉，也属于斜取脉之一，轻取也可以，诊脉时用力不宜过重，太用力反而会找不到脉点。在9宫或5宫处可诊得。夹生饭脉，触手犹如夹生饭的米粒感，柔软中带有生米的硬度，整体会偏弦脉。

鼻息肉①是指鼻内光滑柔软、状如葡萄或荔枝肉样的赘生物，常常病发于鼻渊、鼻鼽。赘生物是指病理过程中形成的各种突出物。《杂病源流犀烛》有云："又有鼻痔者，始而鼻内生痈，窒塞不能闻味。痈久不愈，结成瘜肉，如枣核塞于鼻中，气塞不通，由胃中有食积，热痰流注，故气凝结也。或由肺气热极而为瘜肉，或瘜肉结如榴子，渐至下垂，孔窍闭塞，气不得通，此由肺气不清，风热郁滞而成也。必戒厚味嗜欲。"②所谓的痈是感染性炎症，痈久不愈，其实正说明了鼻息肉是炎症反复后的产物。用中医的角度来看，其实鼻息肉是痰气凝结而成，虽然是有形物，但是其病机是无形的，通过调理人体本身是可以化物的，临床上常见的手术切除，但这本身并未解决根本问题。鼻息肉的夹生饭脉，饭粒本身的质地是偏软的，也偏小，这和鼻腔的大小成正比，而软硬比例和病程时长和病情相关，病久的硬度大，发炎反复的，更甚有脓的，则软的面积更大。

鼻息肉在中医病机上其实相对比较简单，以寒湿和湿热两者为主。湿脉我们在前文中有提过，但这里是湿导致的病理产物，所以脉不凹，反而突起，这是湿邪长期阻滞经络而形成的闭塞物。湿邪为阴浊之气，阴浊之气凝聚成痰，结合其寒热，寸部脉也有相应的差别。寒者，脉紧脉迟，热者，脉数脉滑。

胃息肉③是胃黏膜局限性增生性疾病，病变局限在黏膜层及黏膜下层，临床表现缺乏特异性，主要表现为上腹部疼痛、腹胀等。胃息肉以增生性息肉为主。胃黏膜局限性增生性改变，和之前鼻息肉的赘生物是不同的，形状上是有所差异的，所以夹生饭脉，在关部时边缘并没有特别清晰，犹如煮饭时水放多了。而在胃镜下，胃息肉分别呈丘形、半球形、球形、卵圆

---

① 田道法，李云英.中西医结合耳鼻咽喉科学.北京：中国中医药出版社，2016：136–138.
② （清）沈金鳌撰.杂病源流犀烛·鼻病源流.上海：上海科学技术出版社，1962：623–624.
③ 张声生，沈洪.中华脾胃病学.北京：人民卫生出版社，2016：406–411.

形或手指状突起，也可有充血发红或颜色略淡者，无蒂者多见。在诊脉时候可以感受到脉形的各异，脉炁充足时甚至其形状犹如胃镜所示那般。

朽木易长蘑菇，息肉形似蘑菇，也易长于寒湿体质，亦如《灵枢·水胀》中提及："寒气客肠外，与卫气相搏，气不得营，因有所系，癖而内著，恶气乃起，息肉乃生。"[1]胃息肉与寒息息相关，阳为气，阴为形，太素通中论认为大多数病理产物都是阴实的，气滞、痰凝、血瘀、湿阻这些都是管道闭塞的产物，留于形的为阴。故而诊脉时脉位也处于阴位，脉炁与病机相关，脾胃虚损则按之欠力，阴浊、寒毒、痰浊凝聚，形成息肉、胬肉、结节、肿瘤等，也就是鼻息肉、胆息肉、胬肉攀睛、肺结节等，邪客于脏腑则顶手，气血壅塞则按之有力而弦，气滞痰阻则弦而带滑。

13. 豆米脉

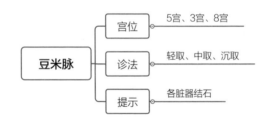

豆米脉，提示各脏器结石。

豆米脉，和夹生饭脉有些相似，虽然同为米，但其位置和硬度大小还是不同的。豆米脉更硬，更接近实心的手感，硬度根据病情程度，可如黄豆、绿豆、粟米等，大小亦是如此。诊脉宫位多见于腔性器官或空腔管道内，如5宫、3宫、8宫等，轻取、中取、沉取皆可。这里我们以胆结石、肾结石、泌尿结石、心脏结石、痛风石为例。

---

① 谢华编著.黄帝内经·灵枢·水胀.北京:中医古籍出版社,2000:661.

结石主要是有形管道的堵塞，此外无形管道的堵塞引起炁的瘀滞也是结石形成的因素。肾结石的主要原因是炁魂不达肾魄。炁的本质是离子，炁的运动失调产生炁滞淤积在肾脏，遇到各种酸性物如碳酸、草酸则形成碳酸钙、草酸钙的晶体，进而形成结石。

胆石症 [①] 是常见的结石病变，根据结石部位可分为胆囊结石、肝内胆管结石及肝外胆管结石。胆石一般可分为胆固醇结石、胆色素结石、混合性结石，其中胆色素结石分为黑色素和棕色素，而代谢性病因形成的结石，也就是胆固醇类结石和黑色素结石，多位于胆囊内；化合性因素形成胆红素结石和混合性结石，多发生于肝内外胆管。如草酸与钙形成草酸钙，碳酸与钙形成碳酸钙。这些基础概念有助于我们理解九宫，除了纵横三三交叉形成的九宫，上中下还有九宫，三维立体的结构可以精准地定位。定位结石的位置是为了指导后期用药，对于病程本身有所把握。虽然从西医上来看，胆结石的成因有很多，但从中医来看，根本在于肝失于疏泄，导致胆汁淤积。用通中论来治疗，都是运用疏通管道的方法，将堵住的泥沙样结石从大便中排出去。同样的，肾结石从小便排出，心脏结石化于血液，从小便排出；肺结节亦从小便排解。

14. 豆壳脉

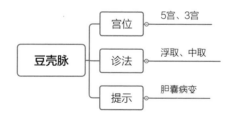

---

① 张声生，沈洪．中华脾胃病学．北京：人民卫生出版社，2016：716-728.

豆壳脉，提示胆囊病变。

豆壳脉，可以和豆米脉一同记忆，如湿润的豌豆壳，按后扁塌复又弹起，浮取、中取可得，多见于5宫、3宫，常见为胆囊病变，如胆壁毛糙。胆囊壁毛糙是指胆囊黏膜不光滑，多与胆囊炎、胆结石、胆管堵塞有关。豆壳脉的胆壁毛糙，常伴有胆囊体积改变，提示炎症改变。胆囊属于肌性器官，成倒置的梨形，可分为颈、体、底三部。其中，底部最宽，颈部最窄。诊脉时触及的多是胆囊底。胆囊结石常合并胆囊炎，并互为因果，最终可导致胆囊缩小，囊壁增厚，腔内可充满结石。豆壳相当于胆囊的囊壁，具有弹性，其大小与胆囊体积正相关。

15. 芝豆脉

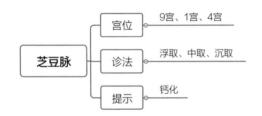

芝豆脉，提示钙化。

芝豆脉，和忐触脉、豆米脉有些类似，但质感有些不同，诊脉时更加明显，有颗粒感，应指大小如同芝麻或者黄豆样，常见于9宫、1宫、4宫，根据脏器官位的不同，浮取、中取、沉取可得。

钙化是影像检查才会发现的，并没有特定的临床症状与之相对应，常见的是血管钙化、肺结节钙化等。钙化是在组织内出现钙盐沉积，导致局部组织中钙的浓度升高。钙化后局部组织出现硬化，影像学的表现最明显，其形成与局部代谢、感染相关。

血管钙化[①]是由于机体钙磷代谢失衡以及在各种促钙化因素作用下羟基磷灰石结晶沉积于细胞和组织间的被动过程，是一种与年龄相关、与组织或者器官衰老伴行的退行性病变。临床上，血管钙化[②]常见于动脉粥样硬化的斑块、血管损伤、糖尿病血管病变、衰老及慢性肾功能衰竭、尿毒症的血管及心脏瓣膜。血管钙化[③]是衰老血管重塑过程中的特征性改变，也是临床不良心血管事件发生风险增加的独立危险因素。广泛的血管钙化是机体血管衰老过程中普遍存在的一个重要特征，并且与多种疾病的病理生理基础相关联，包括动脉粥样硬化、血管损伤、终末期肾病、高血压和外周血管疾病等。作为血管衰老的一部分，血管钙化主要表现为血管壁僵硬性增加和顺应性降低，易导致心肌缺血、左心室肥大和心力衰竭，引发血栓形成、斑块破裂，是临床不良心血管事件发生风险增加的重要危险因素。血管钙化是血管损伤性疾病的共同病理基础。临床流行病学研究显示[④]，80%的血管损伤和90%的冠状动脉疾病的患者伴有血管钙化，导致动脉粥样硬化的危险因素，如吸烟、血脂异常、高血压、糖尿病、肾功能衰竭以及慢性炎症状态等，均可促进动脉钙化形成与发展。

血管钙化在9宫、1宫多见，西医学上表现为血管壁僵硬性增加和顺应性降低。从中医角度来看也就是气血运行不畅，其原因多是堵，解决办法为通。这就回到了通中论的思想，堵分为实堵和虚堵，实堵多瘀，气滞血瘀，痰湿瘀阻，寒凝血滞；虚堵多亏，气虚血瘀，血虚津亏，阳虚不化等。针对这些病机，除了芝麻样和黄豆样的脉形，诊脉的同时还会诊得弦脉、沉脉、

① Lanzer P, Boehm M, Sorribas V, et al. Medial vascular calcification revisited: review and perspectives. Eur Heart J, 2014, 35 (23): 1515-1525.

② 齐永芬. 关注血管钙化的基础和临床研究. 中国动脉硬化杂志, 2015 (5): 433-436.

③ Rennenberg R, Kessels A, Schurgers L, et al. Vascular calcifications as a marker of increased cardiovascular risk: a meta-analysis. Vasc Health Risk Manag, 2009, 5 (1): 185-197.

④ 齐永芬, 唐朝枢. 血管钙化: 血管损伤性疾病的共同病理生理基础. 中南医学科学杂志, 2011 (3): 241-245.

迟脉、涩脉等等。

肺结节钙化点在近年来的体检报告中很常见，肺结节中炎性结节是最常见的，而钙化是良性炎性结节最有诊断性的表现。研究显示[1]，胸片检测到的、小于 7mm 的肺结节是钙化结节的可能性较大且提示可能为假阳性。炎症结节看似是火，所以西医上用抗生素这类寒凉之物来治疗。但其根本是寒，肺为娇脏，不耐寒热，结节为有形之物，形为阴，多为痰湿血瘀形成；而结节钙化是沉积导致的，同样也是气血津液运行阻滞的结果，其中以血瘀为多见。

16. 三豆脉

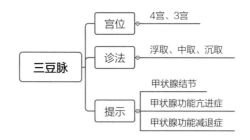

三豆脉，提示甲状腺病变。

三豆脉，这里的三豆，指的是豌豆、黄豆、蚕豆，豆样的脉形感，整体还是光滑的，若有不光滑感，考虑有钙化点。浮取、中取、沉取可得，见于 4 宫、3 宫，常见于甲状腺结节、甲状腺功能亢进症、甲状腺功能减退症，豆的大小与结节同比例参考。

甲状腺位于下颈部前方，平对第 5 颈椎到第 1 胸椎水平。甲状腺侧叶位于喉下部和气管上段的前外侧，上极达甲状软骨中部，下极至第 5 或第 6 气

---

① Ketai L, Malby M, Jordan K, et al.Small nodules detected on chest radiography: dose size predict calcification？ Chest, 2000, 118: 610-614.

管软骨；有时侧叶下极可伸至胸骨柄的后方，称为胸骨后甲状腺；峡部常位于第2至第4气管软骨前方，有时可偏高或偏低。三豆脉多在4宫、3宫可诊得。

甲状腺病变在中医上属于瘿病，现代发病率越来越高，与情绪、压力有很大的关系。发病多是气滞、痰凝、血瘀相关。《三因极一病证方论》说："瘿多着于肩项，瘤则随气凝结。"[①] 明代李梴《医学入门·外科·脑颈部》一书中也言到："旧分五瘿六瘤，惟薛立斋止言五瘤。盖瘿、瘤本共一种，皆痰气结成，惟形有大小，及生颈项、遍身之殊耳。"[②] 瘿瘤为痰凝血瘀发展的产物，有形之邪在无形之炁的作用下形成了脉形，也就是三豆。根据质地可辨证病性，分为石瘿、肉瘿、筋瘿、血瘿、气瘿等。清代吴谦在《医宗金鉴·卷七十二》详述了瘿病的病因，认为该病"多外因六邪，荣卫气血凝郁；内因七情，忧恚怒气，湿痰瘀滞，山岚水气而成"[③]，提出"诸证形状各异，皆五脏湿热邪火浊瘀，各有所感而成，总非正气之所化也"[④]。吴谦并不支持外科治疗，他提出"瘿瘤诸证，用药缓缓消磨，自然缩小；若久而脓血崩溃，渗漏不已者，皆为逆证，不可轻用刀针决破，以致出血不止，立见危殆"[⑤]。随着现代科技的发展，甲状腺结节切除手术尽管已经很成熟，但手术仍是治标之法，治本的话还是"用药缓缓消磨"方为良策。

甲状腺结节[⑥] 近年来越来越常见，多在体检或无意中发现，成年女性患病率为6.4%，男性为1.5%。超声检查健康人群甲状腺结节的患病率为18%~67%，其中女性患病率明显高于男性。尸检发现60岁患者发生甲状腺结节达50%以上。临床上分为增生性结节性甲状腺肿、炎性结节、甲状腺

① （宋）陈言（无择）著.三因极一病证方论·瘿瘤证治.北京：人民卫生出版社，1957：206.
② （明）李梴.医学入门·外科·脑颈部.天津：天津科学技术出版社，1999：1105.
③ （清）吴谦编.医宗金鉴·发无定处（上）（卷七十二）.北京：中医古籍出版社，1995：859.
④ （清）吴谦编.医宗金鉴·发无定处（上）（卷七十二）.北京：中医古籍出版社，1995：860.
⑤ （清）吴谦编.医宗金鉴·发无定处（上）（卷七十二）.北京：中医古籍出版社，1995：860.
⑥ 王洁，贺志杰.甲状腺疾病临床诊断与治疗.北京：化学工业出版社，2014：226-234.

囊肿、肿瘤性结节。大多数结节是腺体在增生代偿过程中发展而来的，还有的与感染和自身免疫相关。宋代严用和《济生方》说："夫瘿瘤者，多由喜怒不节，忧思过度，而成斯疾焉。大抵人之气血，循环一身，常欲无留滞之患，调摄失宜，气凝血滞，为瘿为瘤。"[1] 太素通中论认为甲状腺分泌入肝魄，甲状腺的病变和肝相关。此处的肝是中医层面上的定义。肝主疏泄，情绪不利导致疏泄失司，气滞而痰凝，肝气乘脾，脾虚湿阻，形成了瘿瘤，也是就结节。初期多为三豆中的豌豆感，痰湿明显的可为黄豆感。

甲状腺功能亢进症（简称甲亢）[2]，也称甲状腺毒症，是指由于各种原因导致的甲状腺呈高功能状态，引起甲状腺素分泌增多，造成机体各系统兴奋性增高，以代谢亢进为主要表现的临床综合征。典型的甲亢症状主要为高代谢综合征。由于甲状腺素分泌增多导致交感神经兴奋性增高、新陈代谢亢进，患者出现乏力、怕热多汗，尤其在夏季，重症患者会大汗淋漓。患者经常有饥饿感，进食多反而体重减轻。各系统兴奋性增高，可表现为：患者烦躁易怒，有的出现性情改变，记忆力减退，睡眠差、失眠多梦，还可出现手颤或肌颤；甲亢时高水平的甲状腺素使患者出现心动过速、心悸气短，血压升高、头晕、胸闷等，剧烈活动后症状明显。甲亢同样也属于瘿的范围，但除了瘿本身的病性特点外，还有火的作用。高代谢综合征，在太素通中论中归为假火、邪火的范围，如经常有饥饿感，进食多反而体重减轻，属于消谷善饥，胃火旺盛的缘故；烦躁易怒，属于肝胆火旺；乏力、怕热多汗，为阴亏而难以载阳，虚阳以外而汗出。故而除了三豆脉外，甲亢诊脉时还有伴有9宫位脉数，沉取至骨则无力。

甲状腺功能减退症（简称甲减）[3]是指由于不同原因引起的甲状腺素合

① （宋）严用和著.重辑严氏济生方·瘿瘤瘰疬门.北京：中国中医药出版社，2007：173.
② 王洁，贺志杰.甲状腺疾病临床诊断与治疗.北京：化学工业出版社，2014：140–145.
③ 王洁，贺志杰.甲状腺疾病临床诊断与治疗.北京：化学工业出版社，2014：183–190.

成、分泌或生物效应不足所致的机体代谢减低的综合征。各年龄均可发生，以女性居多。按起病年龄分三型，起病于胎儿或新生儿者，称呆小病；病于儿童者，称幼年型甲减；起病于成年者，称成年型甲减。甲减发生在成人期，临床以代谢减低为主要表现，是临床最为常见的甲减。代谢减低在临床中的典型表现为怕冷、乏力、少汗，表情淡漠，皮肤苍白、发凉；颜面水肿、唇厚舌大、声音粗，食欲缺乏；大便干燥，体重增加；皮肤干燥、粗厚有脱屑，有下肢水肿，甲状腺肿大或萎缩。呼吸循环系统：患者出现心率慢、心音低、血压偏低，病情较重者常觉胸闷、气短，有心脏扩大、心动过缓、低血压；有时伴有心包、胸腔甚或腹腔等多浆膜腔积液。睡眠呼吸暂停，甚至呼吸衰竭，是导致甲减患者死亡的主要原因。甲减也是瘿病，但和甲亢正好相反，以代谢减低为主，这与脾、肾相关。人体代谢最重要的就是消化吸收，也就是水谷精微的运化，这与脾阳相关，故而甲减会出现水肿，脾阳不足，水液代谢潴留而肿。此外代谢低，心率也会代偿地降低，这是人体的自我保护机制，心气不足的根本在于肾，肾为先天之本，主一身之阳，阳气亏虚，无力推动，根本在于肾，也就是太素通中论中提出以两肾为基本点的缘故。所以甲减的脉除了三豆脉，在5宫、1宫位，可诊脉得沉弱脉。

17. 石榴籽脉

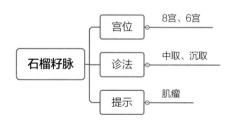

石榴籽脉，提示肌瘤。

石榴籽脉，诊脉时可得颗粒样，外有果肉包裹的柔软度，内为稍硬的籽粒，脉形大的，则外为果皮样感，内籽粒不甚明显。诊脉中取、沉取多得，可见于8宫和6宫，多见于肌瘤样病变，大小与实际成比例。

子宫肌瘤，亦称子宫平滑肌瘤，或子宫纤维瘤，是最常见的女性生殖系统良性肿瘤。主要由子宫平滑肌细胞增生而成，伴少量纤维结缔组织作为一种支持组织而存在，故称为子宫平滑肌瘤较为确切，简称子宫肌瘤，最常见症状为月经量增多，经期延长或周期缩短，月经淋漓不净或不规则出血。

中医上，子宫肌瘤属于"癥瘕""积聚"的范畴。《校注妇人良方》指出："妇人腹中瘀血者，由月经闭积，或产后余血未尽，或风寒滞瘀。久而不消，则为积聚癥瘕矣。"[①]《景岳全书·人集·妇人规》云："瘀血留滞作癥，惟妇人有之。其证则或由经期，或由产后，凡内伤生冷，或外受风寒，或抑怒伤肝，气逆而血留，或忧思伤脾，气虚而血滞，或积劳积弱，气弱而不行，总由血动之时，余血未净，而一有所逆，则留滞日积，而渐以成癥矣。"[②]子宫肌瘤又称"癥瘕"，其形成与血瘀有关，由于血液运行的郁滞不畅，或血液凝结而成瘀积。血瘀可发生于全身亦可发生于局部，凝结于胞宫称之为石瘕。故子宫肌瘤又称"石瘕"。此外，癥瘕还与虚有关，《女科经纶·癥瘕疝癖》认为："此证（癥瘕）多兼七情亏损，五脏气血乖违而成。"[③]《中藏经》指出："积聚癥瘕杂虫者，皆五脏六腑真气失而邪气并，遂乃生焉。"[④]正如《医灯续焰》中提到《灵枢·百病始生》篇云：积之初成，必先身形自虚，而后外邪中伤，始于皮肤、腠理、毛发，次络脉，次经脉，次输，次伏冲，

① （宋）陈自明.《校注妇人良方》注释.（明）薛已校注；许润三注释.南昌：江西人民出版社，1983：160.

② （明）张介宾著.景岳全书·人集·妇人规（卷三十九）.赵立勋主校.北京：人民卫生出版社，1991：886.

③ （清）萧壎纂.女科经纶·癥瘕疝癖.北京：人民卫生出版社，2006：251.

④ 谭春雨整理.中藏经·积聚癥瘕杂虫论（第十八）.北京：人民卫生出版社，2007：15.

次肠胃，次肠胃之外，募原之间。此言邪气自浅入深之常道也。"① 现代医学强调提高自身免疫力，其实就是中医所说的正气存内，邪不可干。任何外感内邪作祟成功的关键点都在于体虚，可乘虚而入，癥瘕亦是如此。因此石榴籽脉，与之前的豆米脉不同，应有柔软度，重按会欠力。

太素通中论认为，子宫肌瘤主要是因为子宫管道受寒，房劳及房事带来的病毒、外感风寒带来的病毒造成局部毛细血管、孙络收缩，导致局部管道瘀堵，形成肌瘤。在西医看来是必须做手术的，而太素通中论以阴阳、五行、九宫、八卦等为基础模型，运用了天应星，地应潮的观点，月亮潮汐的原理，以水治沙的方法，采用中药口服治疗使得月经量增加，以达到排出肌瘤的效果。

18. 粟米脉

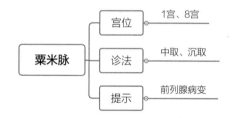

粟米脉，提示前列腺病变。

粟米脉，其形如粟米，分为熟米脉和生粟脉。熟米脉，诊脉时可得米样感，质地稍硬中带粉软感，提示前列腺增生；生粟脉，诊脉所得粟样形状，但质地稍硬中有颗粒点，提示为前列腺钙化。诊脉多为中取、沉取，见于1宫、8宫。而这宫位上，诊脉得数脉以及忝触脉，则或为前列腺炎症。

前列腺是男性的附属性腺，男性特有的性腺器官，由腺组织和肌组织

---

① （清）潘楫撰.医灯续焰·积聚脉证（第七十二）.北京：人民卫生出版社，1988：275.

构成。在男性幼年和少年时期，前列腺的大小像一枚杏仁，随着年龄的增长，前列腺也不断发育增长。至成年时，前列腺底部逐渐变得宽大，下方发展成为尖细的前列腺尖部，外观来看形似一个倒挂着的"栗子"。

前列腺炎[1]属于中医学"精浊""淋证""白浊"等范畴，是中青年男性常见病之一，约50%男性在一生中的某个阶段会受前列腺炎的困扰。其临床表现主要为会阴等部位疼痛、排尿异常等症状。西医认为前列腺炎是由于前列腺充血，病原微生物感染，以及心理因素所致。细菌从尿道口入侵，从输尿管进入前列腺，使前列腺发生炎症，进而排尿不畅。膀胱湿热，使前列腺肥大，排尿不畅，尿黄浑浊。湿热、瘀血、肾虚是前列腺炎三大主因，湿热内蕴、瘀血内阻及肾虚病理变化往往互为因果，使前列腺炎病情缠绵难愈。太素通中论认为炎症是管道堵塞造成的，外邪、痰湿、瘀血都会形成管道的堵塞。同样的，前列腺炎也是如此，是由于精道受阻而热，这个受阻也就形成了脉形。

良性前列腺增生症[2]是一种组织学诊断，俗称"前列腺肥大"，其发生率随着年龄的增长逐渐增加，其中41~50岁年龄组为20%，51~60岁年龄组为40%，61~70岁年龄组为70%，80~90岁年龄组为85%，90岁年龄组为100%。前列腺增生是由于前列腺的逐渐增大对尿道及膀胱出口产生压迫作用，临床上表现为尿频、尿急、夜间尿次增加和排尿费力，并能导致泌尿系统感染、膀胱结石和血尿等并发症。良性前列腺增生属中医"癃闭、精癃"范畴。排尿困难为癃。癃者，小便不利，点滴而短少，病势较缓；急性尿潴留为闭，闭者，小便闭塞，点滴不通，病势较急。太素通中论认为前列腺增生是由于肾阳虚，气血局部不畅，前列腺管道收缩张弛无力，诊脉时表现为熟米脉。

前列腺钙化通常是前列腺发生慢性炎症的结果，可理解为前列腺发生炎

---

① 李曰庆，李海松.新编实用中医男科学.北京：人民卫生出版社，2018：287-292.
② 李曰庆，李海松.新编实用中医男科学.北京：人民卫生出版社，2018：304-307.

症愈合后留下的疤痕。由于前列腺炎治疗不当，滥用抗生素，导致该病反复发作、反复治疗，治疗时间过长而使得前列腺发生钙化。前列腺属于肾系，以阳为体，而抗生素治疗多以消炎为主，也就是寒湿，反复寒湿蓄积会加重肾主水液的负担，同时耗伤肾阳，最终形成阴结，也就是钙化。所以前列腺钙化其脉为生粟脉，阴实为主，质地也偏阴。前列腺病变越来越年轻化，很多与手淫有关。

19. 血泡脉

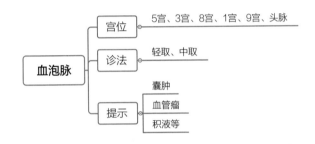

血泡脉，提示囊肿、血管瘤、积液等。

血泡脉，诊脉时指下有泡泡的鼓包感，和风脉有些类似，但稍用力，可觉鼓包内有液体，似有血液波动其内，浮取、中取可得，重按则无，对于指力的轻巧有要求，不可过度用力，容易错过脉形。血泡脉见于5宫、3宫、8宫、1宫、9宫、头脉，提示肾囊肿、肝囊肿、肝血管瘤、心包积液、肺部包裹性积液、脑瘤等。

肾囊肿，这一病名，随着现代医学检查技术的提高，在体检报告中的出现率也越发提高。西医认为是由于肾脏先天发育不良、基因突变、各种感染引起的肾脏内出现与外界不相通的囊性病变的总称。中医认为是由于肾络淤堵，水湿内停所致，常用补肾、利湿的药物。

太素通中论认为肾囊肿的问题，要考虑肾魄接纳精魂、炁魂不足，导致精炁不足，肾的发育不全。又因炁魂输布不足，先天所致，因此肾脏水湿淤积肾内，阻碍炁机，炁滞血瘀，炁血水互结为患。此外，这里我们要分清一个概念，肾囊肿和多囊肾是不同的。单纯肾囊肿，是成年人最常见的一种肾脏结构异常，可随年龄增长而增加。可以单个，也可以双侧多发。多囊肾是一种遗传性疾病，预后较差，约15%有家族史。二者在检查报告中是不同的，肾囊肿，肾脏大小基本正常，在肾实质基础上出现多发大小不等的水样密度、信号、回声的病变，边界清楚，可以突到肾轮廓之外，或突入肾窦内。多囊肾，也可以见到肾实质内分布多发大小不等的水亲密度、信号、回声的病变，边界清楚，可以突到肾轮廓之外，或突入肾窦内，这一点和多发囊肿类似。但肾脏增大，肾实质变薄，肾窦扩大。肾囊肿的血泡脉应指边界较为明显，而多囊肾的血泡边界不清晰，常常是多个出现，甚至类似于葡萄串。

卵巢囊肿是指卵巢内有囊性的肿物形成，是一种常见的、多发的、具有反复性的疾病。多在20~50岁女性中发生。患有卵巢囊肿的女性，大多数都会引起乳腺小叶增生，并且脸上生有瘀斑，如果是肝郁型的卵巢囊肿，胆囊还会发炎，脸色会发黄。

太素通中论认为，人体正常的运行需要人体内的各种管道输送能量和养分，一旦管道受到风、寒、湿、热、积、畸、逆的影响就会导致人体的大管道、中管道、小管道、微管道、超微经络管道阻塞，从而产生疾病。卵巢囊肿的形成主要分以下五点讲述。

第一，寒凉引起管道收缩，产生痰瘀、血瘀，炁瘀、湿瘀。由于痰饮停聚而阻滞气机，湿聚水肿，血瘀、产后和人工流产后身体受寒引起管道收缩导致的气滞血瘀四种情况交织在一起，就形成了包块，也就形成卵巢囊肿。

第二，由于体内的积（炎症）阻碍管道的通畅，会导致痰瘀、血瘀、炁瘀、湿瘀。由于受积的阻碍，使积进一步扩散；产生血瘀；湿聚水肿；由于产后和人工流产后身体内有积，引起管道阻塞，从而导致气滞血瘀、水肿。

这四种情况交织在一起也会形成包块，即卵巢囊肿。

第三，湿在体内某一部位和某一管道聚集，将会形成水肿。若受热的影响，将产生湿热性水肿；若受寒的影响，将产生寒湿性水肿；卵巢受热或受寒都会引起管道阻塞，同样导致气滞血瘀，形成包块。

第四，畸胎瘤。它是先天气血凝滞长期而未分化的畸胎卵巢囊肿。

第五，逆。它是炁滞七情内伤，内伤情志，抑郁伤肝，内热生火。内伤情志，胆囊必定发炎，胆汁返流，引起自主神经紊乱，失眠多梦，脸色发黄，心肾不交、祖宗不交，免疫功能降低；抑郁伤肝，肝风内动，引起雄性激素不平衡，或者叫阴阳不平衡；内热生火，阻碍炁的运行。以上三个问题交织缠绕在一起，很容易引起经期紊乱，经量减少、停经、闭经，从而导致气滞血瘀、阻碍输卵管畅通，形成卵巢囊肿。

从以上几个问题看来，风、寒、湿、热、积、畸、逆都可引起卵巢囊肿。患有卵巢囊肿者大多都伴有乳腺小叶增生，脸颧骨附近多有瘀斑，同时还会引起脸色发黄，如果再加上祖宗不交、心肾不交，睡眠多梦，那脸上就会表现出黄底瘀斑加"熊猫眼"。卵巢囊肿的发病率逐年提高，而且它有多发性和复发性，让很多女性都很困扰，这与现代多食激素类鸡鸭鱼肉有关。常用的手术并不能一劳永逸，术后仍会复发，甚者摘除子宫卵巢。治疗还是应该从调治体质本身入手，如美通丸和固本丸。

20. 气球脉

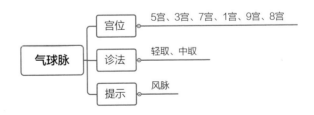

气球脉，提示风脉。

气球脉，顾名思义，诊脉时应指如气球般鼓起，轻按有弹性，重按则无，抬手又起，多为轻取、中取，可见于5宫、3宫、7宫、1宫、9宫、8宫。常见于胃风、膀胱风、肠风、肺风等。关于风的问题，我们在五定中的定形里已经提到过，这里不重复了。

21. 痰火脉

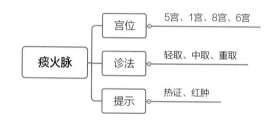

痰火脉，提示热证、红肿。

痰火脉，与气球脉类似，同样是鼓出的小包，但阳性特征更加明显，而且鼓包弹性不如气球脉，其内似有若无的湿浊样，其脉数，脉氘向上向外顶，轻按、中按应指明显，重按则不顶手，可见于5宫、1宫、8宫、6宫，常见于高尿酸血症、痛风、趾、踝、膝关节红肿。

痛风是由于嘌呤代谢紊乱致血尿酸增高引起的一组疾病，主要见于中老年男性和少数绝经后妇女，常有家族遗传史。临床上以高尿酸血症、特征性急性关节炎反复发作、痛风石沉积、痛风性慢性关节炎和关节畸形、肾小球和肾小管等实质性病变和尿酸结石形成为特点。痛风发病时疼痛难忍，犹如刀割，张璐玉在《张氏医通》就有记载："遍身骨节疼痛，肢节如槌，昼静夜剧，如虎啮之状，乃痛风之甚者也。"[①] 故而痛风又有"白虎历节"之名，张

---

① （清）张璐.张氏医通·痿痹门·痛风.北京：人民卫生出版社，2006：251.

介宾在《景岳全书》载述说："是气血本虚，或因饮酒腠理开，汗出当风所致，或因劳倦调护不谨，以致三气之邪遍历关节，与气血相搏，而疼痛非常，或如虎之咬，故又有白虎历节之名。"[①] 痛风，属于风痹的范围，风者善行而数变，痛风反复发作，关节位置也不固定，痹者，不通也，痛风发病时可见明显的关节红肿，血脉不通之征。朱丹溪在《格致余论》中指出："彼痛风者，大率因血受热已自沸腾，其后或涉冷水，或立湿地，或扇取凉，或卧当风。寒凉外抟，热血得寒，汗浊凝涩，所以作痛。夜则痛甚，行于阴也。"[②] 痛风是热证，其发病因素却多为寒性，临床常见的是受凉后发病，此为风寒；进食海鲜，此为寒凉；饮用啤酒，此为寒湿。从通中论的角度来看，痛风就是寒热不通所致，内证热而外因寒，两者相互不交通，痹阻经络关节而发病，故而临床治疗第一位就是嘱咐患者清淡优质饮食，这其实就是固护脾胃，打开中枢以疏通内外上下。太素治疗上采用三解，一为清解血液中的尿酸，二为将毒素从大便中排出，三为局部外用清热解毒中药，如苦参、野烟等。

22. 寒骨脉

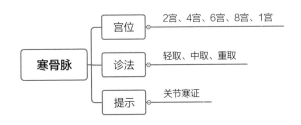

寒骨脉，提示关节寒证。

---

① （明）张介宾著.景岳全书·从集·风痹（卷十二）.赵立勋主校.北京：人民卫生出版社，1991：252.

② （元）朱震亨.格致余论·痛风论.北京：人民卫生出版，1956：38.

寒骨脉，和痰火脉正好相反，脉以阴为特征，其脉沉，诊脉时可及寒线，寒包，沉取可伏至脉底。一般轻取、中取、沉取皆可得，中取最为明显，可见于2宫、4宫、6宫、8宫、1宫，常见于寒毒入骨髓，如类风湿关节炎、风湿性关节炎、雷诺氏综合征等。

寒骨脉多见的是寒痹，寒气胜者为痛痹，在天脉处诊脉尤为明显。《中藏经·论气痹》言："大凡风寒暑湿之邪，入于肝则名筋痹，入于肾则名骨痹，入于心则名血痹，入于脾则名肉痹，入于肺则名气痹，感病则同，其治乃异。"[1]寒痹在各脏腑均可出现，诊脉时寒骨脉在对应的部位体现其脉形，而功能性脉法上寸关尺部同样会有寒的表现，如迟脉、沉脉、紧脉等，并不局限于寒骨脉出现的脉位。如肾痹，《太平圣惠方》论述曰："夫腰脚冷痹者，由风寒湿三毒之气共伤于人，合而成痹也。此皆肾弱髓虚，为风冷所搏故。肾居下焦而主腰脚，其气荣润骨髓。今肾虚受于风寒，湿气留滞于经络，故令腰脚冷痹疼痛也。"[2]因此腰脚冷痹，除了1宫、6宫、8宫的寒骨脉外，在肾部同样会有迟弱的脉象。

23. 香肠脉

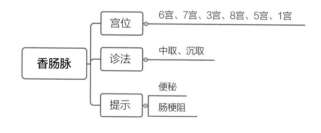

① 谭春雨整理.中藏经·论气痹（第三十四）.北京：人民卫生出版社，2007：37.
② （宋）王怀隐等编.太平圣惠方·治腰脚冷痹诸方（卷四十四）.北京：人民卫生出版社，1958：1337.

香肠脉，提示便秘、肠梗阻。

香肠脉，诊脉时应指的脉形呈现为一节一节的，累累如香肠，按之有实，刚灌好的新鲜香肠，外滑内软，多见于便秘；风干香肠感，质硬且有些空隙气感，多见于肠梗阻。中取、沉取可得，可见于6宫、7宫、3宫、8宫、5宫、1宫。

便秘是临床的常见病与多发病，是以大便排出困难，粪质干燥坚硬，秘结不通，艰涩不畅，排便次数减少或排便周期延长，或虽有便意而排便无力、粪便不干亦难排出为主的病症。香肠脉在便秘诊断时非常实用，便秘是大肠传导功能失司，香肠脉在大肠的部位最为明显。大肠分为升结肠、横结肠、降结肠、直肠，其中升结肠处多与肾相关，降结肠处责之与肺。而便秘临床以虚实区分，实者，热秘则数、气秘则弦、冷秘则迟，虚者也，气虚则弱，血虚则涩，阴虚则数，阳虚则迟。例如，在左手大九宫中的5、1、3、8宫位上摸到的大肠实满而且脉数，这就是湿热引起的便秘。如果在右手大九宫中的5、1、7、6宫位上摸到的大肠实满而且脉迟，这就是㿠血虚引起的便秘。这两种原因引起的便秘治疗的方向都不一样，这就是指下辨证施治了。

24. 金鱼脉

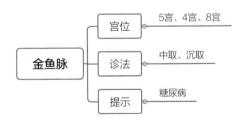

金鱼脉，提示糖尿病。

金鱼脉，这个脉比较有趣，诊脉时应指如金鱼吐出的水泡泡，强弱不定，重按即无，脉可滑可紧，中取、沉取可得，多见于5宫、4宫、8宫。

太素经脉医学认为糖尿病是由肺、脾、肾三脏热的阴亏，水谷转输失常所致的疾病。糖尿病的基本病机是阴虚燥热，阴虚为本，燥热为标，二者互为因果，燥热甚则阴愈虚，阴愈虚则燥热愈甚。病变脏腑在肺、脾、肾三者之中可各有偏重，互相影响。上焦肺燥阴虚，津液失于输布，则胃失濡润，肾乏滋助；中焦胃热炽盛，灼伤津液，则上灼肺津，下耗肾阴；下焦肾阴不足，上炎肺胃，致使肺燥、胃热、肾虚三焦同病。早期阴虚火旺，中期伤气出现气阴两虚，晚期阴损及阳导致阴阳双亏。由于阳虚或气虚不能率血而行，加之阴虚火旺煎灼津液，病程中可出现血瘀征象。肾阴不足，肝失濡养，目无所养，可导致目干目涩，视物昏花，甚至失明。营阴被灼，内结郁热，壅毒成脓，发为疮疖、痈疽，阴虚燥热，炼液成痰，痰阻经络或蒙蔽心窍而为中风偏瘫。肾阴不足，阴损及阳，脾肾阳衰，水湿泛滥，成为水肿。阴液极度耗损，导致阴竭阳亡，而见神识不清，皮肤干燥，四肢厥冷，脉微细欲绝等危候。还有熬夜、喝酒、抽烟、过食肥腻、过食碳水化合物，造成身体臃肿，管道堵塞，压迫胰腺，胰腺疲劳，胰岛素质量下降，胰腺分泌胰岛素不同步、分泌量减少，这就是太素通中论对于糖尿病的理解了。

25. 鲇鱼脉

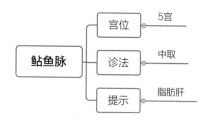

鲇鱼脉，提示脂肪肝。

鲇鱼脉，诊脉应指如鲇鱼背，表层滑腻而软，深层质稍硬，其脉滑，中取为多，肥胖之人须沉取，常见于5宫，右侧更为明显。

脂肪肝，大家耳熟能详，随着生活水平的提高，属于现代人的常见病之一。但其实脂肪肝是指脂肪在肝脏过度沉积的临床病理综合征，临床上早期几乎没有自觉症状，少数患者可出现乏力、右上腹轻度不适、肝区隐痛或上腹胀痛等非特异性症状，中度、重度脂肪肝临床症状才会显现。除了超声检查外，鲇鱼脉是很便捷的自我体检标准，可做到"未病先防"。

过多的脂肪，中医称之为"膏脂""痰湿""湿浊"等。张志聪对于痰湿重浊是这么解读的："溢于外则皮肉膏肥，余于内则膏肓丰满。"[1]用现代来解释，就是体表脂肪和内脏脂肪的区别。《灵枢·卫气失常》云："人有肥，有膏，有肉。"[2]张景岳评曰："膏，脂膏也……为精为血，故上至巅顶，得以充实，下流阴股，得以交通也。"太素通中论认为脂肪肝是过食油腻、碳水化合物，从而阻滞了管道气机，炁魂不达肝魄，肝脏运转失调，造成脂肪堆积。痰湿蕴阻，或饥饱失常，损伤脾胃，脾失健运，水湿不化，聚湿生痰，痰浊入络，随气运行，停滞于肝。

26. 油冻脉

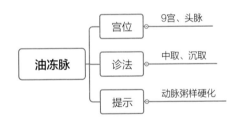

油冻脉，提示脂质沉积。

油冻脉，和鲇鱼脉有相通之处，但脉形更为灵活，应指犹如熬制后的猪油冷藏成冻物，滑腻又带硬，边界并不清晰，中取、沉取可得，可见于9

---

①　（清）张志清撰．张志聪医学全书．郑林主编．北京：中国中医药出版社，1999：375.

②　谢华编著．黄帝内经·灵枢·卫气失常．北京：中医古籍出版社，2000：665.

官及头脉，常见于动脉粥样硬化。

动脉粥样硬化[①]，常见于主动脉、冠状动脉、脑动脉、四肢动脉，其特点是受累动脉的病变从内膜开始，先后有多种病变合并存在，包括局部脂质和复合糖类蓄积，纤维组织增生，钙盐沉着形成斑块，并有动脉中膜的逐渐退变。动脉粥样硬化病灶的形成是一个连续的过程。按照疾病的演进可分为脂质条纹、纤维斑块、粥样斑块、复合斑块四型。脂纹是动脉粥样硬化的早期病变。纤维斑块是肉眼可见内膜面散在的、表面隆起的不规则淡黄或灰黄斑块，如斑块表面胶原纤维增多或玻璃样变，斑块表面可呈瓷白色，粥样斑块能显著向内膜面隆起并向深部压迫中膜。斑块的管腔面为白色质硬组织，其下有较多的黄色或黄白色的粥样物质，是动脉粥样硬化的典型病变。复合斑块是指纤维斑块和粥样斑块出现继发性病变。用太素通中论的角度来看，血管犹如河道，其粥样硬化形成的过程，犹如河道逐年累月被泥沙淤堵的历程，起初只是沙砾连带水草，慢慢地演变为沙石附于道旁，影响水流，最终变成土堆，河道变窄甚至堵塞。

前两个阶段，诊脉时，油冻中还带有些许颗粒感，犹如猪油中夹杂肉糜，而且诊脉时可察怃阻，气血流动不畅，脉道偏硬。粥样斑块阶段，诊脉的手感，猪油冻的冷藏时间会更长，连带着脉道是拥堵的。

27. 板油脉

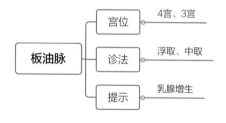

---

① 严金川. 脆性斑块的基础与临床. 北京: 人民卫生出版社, 2015: 34-39.

板油脉，提示乳腺增生。

板油脉，和油冻脉看似名字相类，但诊脉时完全不同，板油脉应指界限不清晰，类似于奶油肚皮外包裹着泳衣，柔软的触感外有一层包膜，浮取、中取可得，见于 4 宫、3 宫，常见于乳腺增生。而乳腺结节，诊脉可夹有黄豆、豌豆、蚕豆。

乳腺增生是女性最常见的乳房疾病，其发病率占乳腺疾病的首位。近些年来该病发病率呈逐年上升的趋势，年龄也越来越低龄化。多发于 30~50 岁女性，发病高峰为 35~40 岁。乳腺增生，属于乳腺腺病、纤维囊性乳腺病，是一种非炎性、非肿瘤性疾病，其临床特点是单侧或双侧乳房疼痛伴或不伴有肿块。乳痛、肿块与月经周期及情志变化密切相关，乳房肿块大小不等，形态不一，边界不清，质地不硬，推之活动。发病与内分泌紊乱密切相关，一般认为下丘脑—垂体—卵巢—乳腺内分泌轴平衡失调有关是导致本病的主要原因。另外，与患者的精神状态及饮食习惯也有关系。中医学上乳腺增生属"乳癖"范畴，多由于郁怒伤肝，肝郁气滞，思虑伤脾，脾失健运，以致肝脾两伤，痰气互结，瘀滞而成块。

太素通中论认为乳腺小叶增生主要责之于肝胆，还有氚血不足引起的月经不调。除了板油脉形外，功能性脉法可以辅助辨证：在右手大九宫中的 5 宫位上摸到肝氚郁结，在左手大九宫中的 5 宫位上摸到胃氚不降，导致龙虎二脉受堵。男性乳腺小叶增生，考虑雄性激素低，也可以在右手大九宫中的 5 宫位摸到肝氚郁结，在左手大九宫中的 5 宫位上摸到胃氚不降，导致龙虎二脉受堵。女性的另一种情况，在左手或右手大九宫中 1 的宫位上摸到卵巢囊肿，这个就会直接引起乳腺小叶增生。

28. 烂柿脉

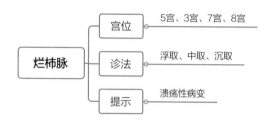

烂柿脉，提示溃疡病变。

烂柿脉，诊脉时应指有明显的残渣溃烂面，犹如放坏的烂柿子，临床上根据其病程的不同，会夹有柿皮感在其中。浮取、中取、沉取可得，多见于5宫、3宫、7宫、8宫，常见为脏器溃疡病变，如消化性溃疡，宫腔黏膜糜烂等。

消化性溃疡也是属于检查后才能确诊的疾病，可发生于胃肠道黏膜与酸性胃液和胃蛋白酶接触的任何部位，包括食管下端、胃、十二指肠、空肠吻合术后的空肠等，以胃及十二指肠的消化性溃疡最为多见。临床上常见的症状有上腹痛、胃内嘈杂、时有泛酸等。中医上多将其归为胃痛、腹痛等证。

以太素通中论来看，胃溃疡是胃阳不振或胃阴不足，失其和降而成本虚标实证。多由饮食不当，饥饱不常或过食生冷，损及脾阳，或忧思伤脾，致中焦虚寒，不能承受水谷，水谷精微不能化生气血，寒浊中阻，聚而成饮成痰，饮食停留，终至吐尽为快。痰湿与气血搏结，日渐增大，聚久，脏腑失和，正虚瘀凝而成积。反胃日久，肾阳亦虚，下焦火衰，釜底无薪，不能腐熟水谷，血失生化之源。

29. 洼地脉

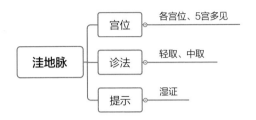

洼地脉，提示湿证。

洼地脉，属于功能性脉法和器质性脉法共有的脉象，可见于各宫，5宫最常见，又可称之为湿脉。湿，我们在风寒湿热积的部分讨论过，湿性趋下，湿脉如洼地样低凹，形状不规则，可大可小，多为滑脉，脉力稍弱，轻取、中取可得，湿热则数，寒湿则迟。

太素通中论认为湿证不会单一出现，必定有其病因共存。湿证，可因外感湿邪所致，其脉位表浅；因脾虚而湿阻，则其脉弱；因阳虚无力化湿，则脉沉迟；因气滞而湿留，则其脉弦或涩；阴亏和湿阻在临床上也会同时作用，其脉数细；洼地脉是其脉形，具体根本病因可结合功能性脉法一同参酌。

30. 笛孔脉

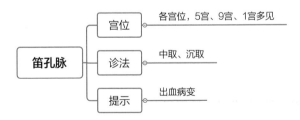

笛孔脉，提示出血。

笛孔脉，也是以炁吸脉的一大特色。诊脉时行炁，炁行半途，突然落空，有内陷感，犹如笛孔。中取、沉取可得，可见于各宫位，以5宫、9宫、

1官多见，常见于消化道出血等。血能载气，气能行血，精血流失，导致气无以固摄，犹如河流半道，突遇坑落，河水大量涌入坑中，形成了涡流。

消化道出血可表现为呕血、黑便、便血等，此外还有隐性消化道出血，临床症状不显，但粪便隐血试验阳性，可伴有或不伴有缺铁性贫血；少数表现仅有血液丢失或贫血的症状：头晕、晕厥、心绞痛或呼吸困难等。在消化道出血中，上消化道出血约占70%或以上，消化性溃疡仍然是上消化道出血最主要的原因。幽门螺杆菌感染和服用非甾体消炎药是消化性溃疡的主要病因。而非甾体药物中以阿司匹林最为常见。肠道息肉和癌肿是下消化道出血最常见的病因，其次还有憩室病、血管发育不良等原因。除了出血本身的脉象，我们还可以结合之前所学，推断其病因幽门螺杆菌感染的胃炎，炎症是炁触脉，息肉是夹生饭脉，血管的脉象后面会学到。消化道出血在中医上属于血证，《景岳全书·血证》说："血本阴精，不宜动也，而动则为病；血主营气，不宜损也，而损则为病。盖动者多由于火，火盛则逼血妄行；损者多由于气，气伤则血无以存。"[1]血证总的病机可分为火热熏灼、迫血妄行及气虚不摄、血溢脉外两类，热多则为阳脉，虚损则为阴脉。

31. 中空脉

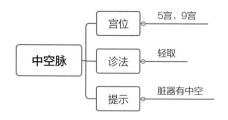

---

① （明）张介宾著.景岳全书·贯集·血证（卷三十）.赵立勋主校.北京：人民卫生出版社，1991：652.

中空脉，提示脏器有中空。

中空脉，诊脉时行炁，触觉脉下空间感，轻取即得，重按至底仍空，主要见于5宫、9宫为多。中空脉，类似于扎脉，与笛孔脉不同，其空豁感更为明显，见于肺空洞、饥饿、辟谷、空虚的胃肠等等。

肺空洞是指肺内病变组织发生坏死后经引流支气管排出并吸入气体形成的病症。空洞是肺部疾病常见的影像学表现，根据其数目分为单发和多发空洞，根据形态分为肺内空洞和肺叶或肺段实变内的空洞。临床常见于肺癌、肺结核、肺脓肿，等等。在病理上空洞是病变坏死后其液化的成分经支气管排出并引入空气而形成。

32. 线虫脉

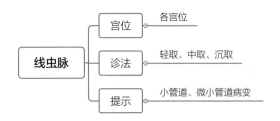

线虫脉，提示小管道、微小管道病变，如小血管、胆管、输精管、输卵管、胰管、输尿管，等等。

线虫脉，诊脉应指犹如线虫，细中带硬，有弹性，按之不顶手，轻取可得，重按不显，可同时有多根。线虫脉，浮取、中取、沉取可得，可见于各宫，常见于小管道病变，心脏、输精管、输卵管最为多见。

线虫脉是太素脉法特色象形脉之一，体现了太素通中论的特点。太素通中论是以管道为理论模型，疾病均是由于堵塞管道而发生的。其病因分为虚实，不仅是实可堵，虚同样会导致塞。线虫脉多见于心脏，如冠心病的血管粥样硬化，心肌桥，各类血管病变。冠状动脉粥样硬化性心脏病，其名即是其病因。粥样硬化我们在之前的油冻脉里有提及过，是血管内壁和外周压力的改变，有其形必有其气，线虫脉就是通过炁来感受其形的变化，有时候炁比形更为敏感，这一点在刀疤脉处我们再进一步讨论。

33. 蚯蚓脉

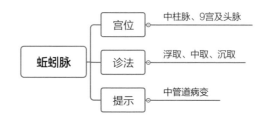

蚯蚓脉，提示中管道病变。

蚯蚓脉，其形如名，诊脉应指可得条状感，犹如吃饱了的蚯蚓，外硬内软，脉滑带紧，浮取、中取、沉取可得，重按仍可得。可见于中柱脉，9宫及头脉最多见，常见于心脑血管病变，预示血栓形成，心梗、脑梗等，也可见于胃底静脉曲张、下肢静脉血栓、下肢静脉曲张。

蚯蚓脉，亦是太素脉法特色象形脉之一，与线虫脉相比，脉形更粗一点，病程更进一阶段。线虫脉在心脉出现是血管硬化，蚯蚓脉则预示心梗。

心肌梗死是心肌缺血性坏死的一种表现，是在冠状动脉病变的基础之上，发生冠状动脉供血急剧减少，甚至中断，导致相应供血范围的心肌受到严重、持久的急性缺血损伤而导致心肌坏死。从太素通中论的角度来看，心肌梗死是心血管管道受阻影响了供血而导致的损伤，也就是心脉痹阻，痹阻的原因有很多，包括血瘀、痰浊、寒凝、气滞，以血瘀、痰浊为主，而这些闭阻病因的源头在于虚，有形之物多为阴，阴实则滞，况且心为阳脏，阴形于其中更为明显。而虚包括多种原因，但不离于炁，所以在太素脉法中，能够以炁吸脉来诊断其脉形。

蚯蚓脉在脑血管方面，多见于脑梗死。依据局部脑组织发生缺血坏死的机制可将脑梗死分为三种主要病理生理学类型：脑血栓形成、脑栓塞和血流动力学机制所致的脑梗死。蚯蚓脉对于前两者的提示更为明显，主要反映了血管内堵塞形成的脉形。根据血管走行的不同，其形状走向也有所差异。

34. 蛆虫脉

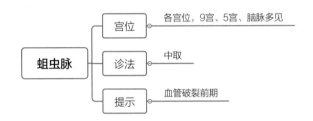

蛆虫脉，提示血管破裂前期。

蛆虫脉，对于炁感要求比较高，应指其脉点犹如蛆虫蠕动感，脉率不一，多为数脉，中取可得，可见于各宫位，9宫、5宫及脑脉多见，最多见的为心脑血管破裂前期。

心脑血管破裂在临床上病程发展极快，症状和病理表现常常有明显的时间差，而自觉症状缺乏明显特异性。脑血管破裂的病因有高血压、脑血管淀粉样变、颅内动脉瘤和脑血管畸形、颅内恶性肿瘤等，其中高血压占据首位。心血管破裂则多见于主动脉夹层，故而临床上蛆虫脉作为一种前期脉，有良好的预警作用，且可以结合血压升高的南墙脉共同参酌。

35. 蚂蟥脉

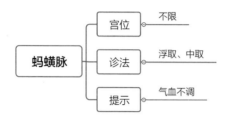

蚂蟥脉，提示气血涌动。

蚂蟥脉，同样属于炁脉，对于以炁吸脉的要求较高，诊脉应指犹如蚂蟥在首尾来回蠕动，浮取、中取可得，若关脉即 5 宫位可及，常见于肝胆、脾胃病，若寸脉可及，脑脉、尺部脉来回窜动，左寸为血压不稳，右寸则肺气不宣。蚂蟥脉多见于动脉，蚯蚓脉多见于静脉。

36. 蜂腰脉

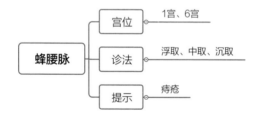

蜂腰脉，提示痔疮。

蜂腰脉，多见于 1 宫、6 宫，其脉形犹如胡蜂的腰部一般突起，触之柔软，按压后仍不减，反而顶手明显。浮取、中取、沉取可得，常见于痔疮。

痔疮可分为内痔、外痔、混合痔。内痔的最常见症状是大便时无痛性出血，血色鲜红，呈点滴状或喷射状，便前便后均可出现。外痔一般无明显症状，在便后和久蹲时有肛门胀感和异物感，肛门外可见隆起的皮下静脉团块。混合痔则两者皆有。肛肠科对于痔疮的定位采用的是截石位十二点钟分法，而太素脉法在脉厐精细的程度上同样可以定位。根据蜂腰脉诊脉应指的位置，初学者可依据左右手来判定痔疮的偏移程度。

37. 云雾脉

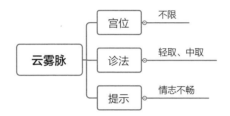

云雾脉，提示情志不畅，焦虑、忧郁。

云雾脉，属气脉，没有固定的形，但诊脉时可感明显的云雾、团雾感，边界不清，轻取、中取可得，重取则无，不限于宫位。云雾脉整体的脉厐，有愁云惨淡之势，在肝脾心部脉尤为明显。头脉亦可有云雾感，提示茫然，懵圈状，类似于头雾。

38. 狗喘脉

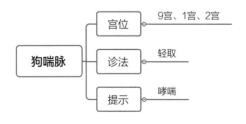

狗喘脉，提示哮喘。

狗喘脉，描述的是脉气的起伏，犹如狗的呼喘，频率快，节律不一，在不同的宫位脉形不一，轻取可得，9宫可及痰气跳动，1宫重按无力，2宫可及弦紧。

西医认为哮喘与多基因遗传有关，同时受环境因素的影响。环境因素主要包括某些激发因素：①吸入物；②感染；③食物；④药物；⑤其他因素，如剧烈运动、气候骤然变化、妊娠、月经、精神因素，接触工业染料、农药、化工厂、空气污染等也可诱发哮喘。中医认为哮喘是寒气淤塞引起的，肺失宣降，呼吸不利而致喘促，或使肺气虚衰，气失所主而喘促。

太素经脉医学认为哮喘分两种——寒哮和热哮。

寒哮：肾阳虚弱，卫氣不足，所以易感风寒，风寒风湿入经络引起气管收缩，肺泡闭塞，使氣机不得升降，呼吸困难。有的表现在左肺，有的在右肺，有的在双肺。此时的脉象：若在右肺则右寸复合脉，脉浮，浮中带风、带寒、带湿；若在左肺则左寸脉脉象同上。若在双肺，左右寸脉皆有此脉象。寸脉整体急促、浮中带寒、风、湿；右尺脉有寒，两肾间命门火不足造成右肾能量不足。

热哮：左肾肾氣与肺氣不接，肾不纳氣，肺热炽盛，痰壅气升。气管受热，缺乏收缩。此时的脉象：左寸脉整体浮、大、虚、热，有湿；若在右边肺则右寸脉脉象同上。

39. 龟兔脉

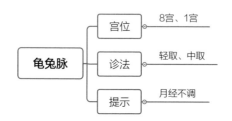

龟兔脉，提示月经不调。

龟兔脉，和狗喘脉类似，以脉的节律为主要特点，分为龟行脉、兔行脉，多见于 8 宫、1 宫，轻取、中取为多。龟行脉，脉迟如乌龟般慢慢吞吞爬行，常见于月经延后，有瘀血，甚至痛经者，诊脉时有瘀点；兔行脉，脉数如兔子般蹦蹦跳跳行走，常见于月经提前，有热，月经量大。

《女科经纶》曾引李时珍的评论："女子，阴类也，以血为主。其血上应太阴，下应海潮。月有盈亏，潮有朝夕。月事一行，与之相符，故谓之月水、月信、月经。"① 胞宫周期性地出血，月月如期，经常不变，称为"月经"。月经有明显的节律，出血的第 1 天为月经周期的开始，两次月经第 1 天的间隔时间为 1 个月经周期，一般为 21 ~ 35 天，平均 28 天。周期的长短因人而异，但应有规律性。每次月经的持续时间称为经期，正常为 2 ~ 8 天，多数在 4 ~ 6 天。月经周期提前 7 天以上，甚至 10 余天一行，连续 2 个周期以上者，称为"月经先期"，亦称"经期超前"，多由于气虚和血热。月经周期延长 7 天以上，甚至 3 ~ 5 个月一行，连续出现 2 个周期以上，称为"月经后期"，亦称"经行后期"，多由于精血不足，或邪气阻滞，或肝气疏泄不及。痛经是指女性正值经期或经行前后，出现周期性小腹疼痛，或伴腰骶酸痛，甚至剧痛晕厥，影响正常工作及生活的疾病。痛经多与生活所伤、情志不和、六淫有关，痛经的病位在冲任与胞宫，虚实寒热皆可致病。

---

① （清）萧壎纂．女科经纶．北京：人民卫生出版社，2006：28.

40. 手淫脉

41. 房事脉

42. 薪亏脉

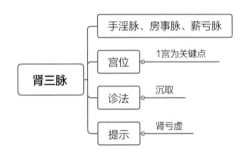

手淫脉、房事脉、薪亏脉，均是与肾相关的脉象，简称"肾三脉"。前二者与肾精相关，薪亏脉以命门火为主。临床诊脉时，手淫脉，其脉沉迟，寸、关部脉可及，但尺部脉不及，重按仍无而欠力，男女皆同，多为手淫耗损肾精。房事脉，其脉寸、关部可及，尺部脉欠力，重按更弱，1宫处尤为沉弱，男女皆同，多为房事过度透支肾精。薪亏脉，其脉寸、关部仍可得，沉取为主，但稍显无力，1宫位空豁感，6宫、8宫沉弱，9宫可及弦数，常见于命门火衰。

关于命门火的位置，常见的定位是描述为左肾右命门，然则非也。《医贯》中云："两肾俱属水，但一边属阴，一边属阳。越人谓左为肾，右为命门。非也。命门即在两肾各一寸五分之间，当一身之中。《易》所谓一阳陷于二阴之中。《内经》曰：七节之旁，有小心是也，名曰命门，是为真君真主，乃一身之太极，无形可见，两肾之中，是其安宅也……褚齐贤云：人之初生受胎，始于任之兆，惟命门先具。有命门，然后生心，心生血；有心然后生肺，肺生皮毛；有肺然后生肾。肾生骨髓；有肾则与命门合，二数备，是以肾有两歧也。"[1] 从中我们可以知道命门火应是在两肾之间的，而不是右肾。右肾主肾阳，左肾主肾阴。故而薪亏脉和其余二脉不同，其位置在应指时也稍显差异。而手淫脉和房事脉，这两者的差异在于，前者脉力更弱，提示肾精更加空乏。此外太素通中论认为命门有两个，先天命门为神阙，后天命门为命门穴。

43. 软骨脉

44. 附骨脉

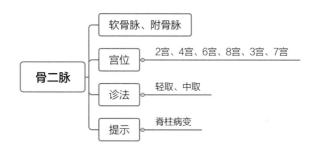

软骨脉和附骨脉，简称"骨二脉"，提示脊柱病变，轻取、中取为主，多见于2宫、4宫、6宫、8宫、3宫、7宫。其中软骨脉，多轻取、中取，诊脉可及硬中带软，提示骨质增生、突出，多见于颈椎突出、胸椎突出、腰椎突出等。附骨脉，多轻取、中取，诊脉可及一悬吊突起物，常见于2宫、4宫，多见于颈椎病、腰椎病等。

如今颈椎腰椎病特别多，而且呈年轻化的趋势。颈椎骨质增生是骨关节边缘上由于长期慢性损伤引起瘢痕组织增生，天长日久可产生钙质沉着变成骨质而形成的。是由于长期姿势不正确，比如长时间看手机，导致的

---

① （明）赵献可.医贯·内经十二官论.北京：人民卫生出版社，1959：3-5.

退行性病变。从太素通中论来看，伤寒伤寒，"有伤就有寒，有寒就有伤"，受寒受凉，长期玩电脑、打麻将使颈椎、腰椎损伤。肾气渐虚，气化无力，颈部、腰部经络受阻滞。故而除了特色脉形外，功能性脉法上还可诊得寒脉。

而腰突症，腰椎间盘的退行性改变是基本因素，纤维环的退变主要表现为坚韧程度的降低。长期反复的外力造成轻微损害，加重了退变的程度。椎间盘自身解剖因素的弱点，使得椎间盘在成年之后逐渐缺乏血液循环，修复能力差。这其实依旧是由于受寒受凉，使经络、血管、韧带、肌肉收缩，将椎间盘拽出来，长期久坐、负重、体重超标也有影响。故而除了其脉形外，还可诊得寒脉和虚脉。

45. 刀疤脉

46. 疤痕脉

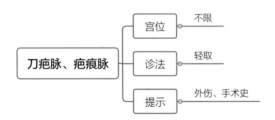

刀疤脉，浮取可得，以炁吸脉为主，可及线或线带点，各宫位皆可有，常见于各类手术后。

疤痕脉，分为内疤痕和外疤痕，内疤痕多为点感，外疤痕为粗线感，各宫位皆可，常见于各类外伤及内手术。

刀疤脉和疤痕脉，是太素脉法定时空的表现，除了对炁感的要求比较高，还需要有基础的人体解剖和外科知识，对于脉形才能辨别出何为手术疤痕、何为外伤疤痕，等等。

七、太素炁脉

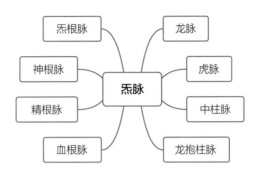

无形系统有龙脉、虎脉、中柱脉、龙抱柱脉、炁根脉、神根脉、精根脉、血根脉。

（1）龙脉：阳炁脉，天脉与人脉之间，炁行在人体的右侧，从右额顶到睾丸、卵巢与会阴穴相接称为龙脉。

（2）虎脉：阴炁脉，地脉与人脉之间，炁行在人体的左侧，从左额顶到睾丸、卵巢与会阴穴相接为虎脉。

（3）中柱脉：炁脉，精气神之道，三魂七魄的通道，炁行人体上，从头顶的百会穴到会阴穴。

（4）龙抱柱脉：修炼脉之一，浮取可得，在地脉旁，可及两龙脉，同样可诊查脊柱韧带。

（5）炁根脉：修炼脉之一，浮取、中取可得，在9宫、4宫、2宫，用于察觉自身炁魂。

（6）神根脉：修炼脉之一，浮取、中取可得，在头脉处，用于察觉神魂。

（7）精根脉：修炼脉之一，中取、沉取可得，在5宫、1宫处，用于诊查精魂。

（8）血根脉：修炼脉之一，中取、沉取可得，在5宫、3宫、1宫处，用于诊查血之充盈。

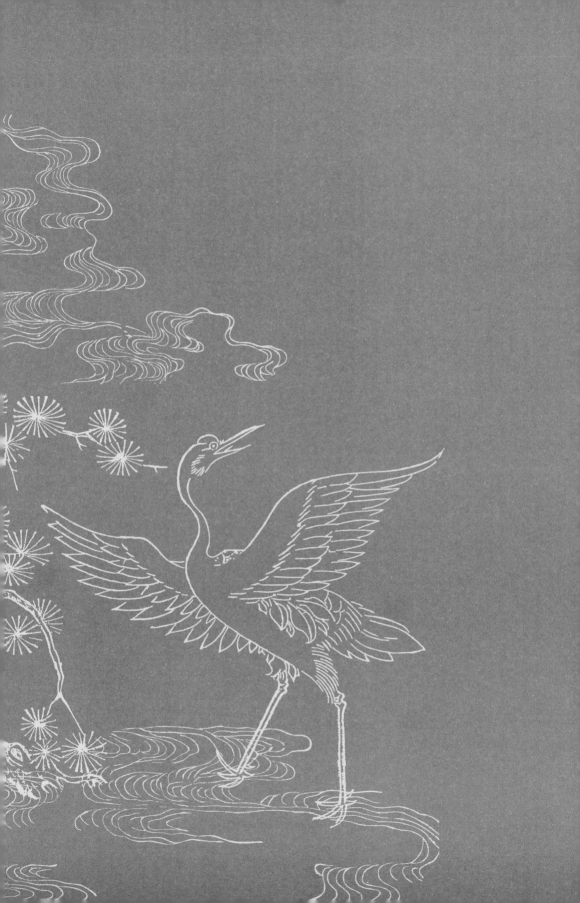

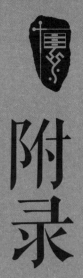

附录

一、怀念恩师弘一真人游宗发师父

道家太素炼养文化与太素经脉医学的传承与弘扬

——怀念恩师弘一真人游宗发师父

陈云鹤

"真传一张纸，谎传万卷书，少读书多实践，一切都在你的身体之内，不要向外求，更不要向书本求，精华不多，都在我传你的图和口诀上，所以你要加强内丹术的修炼，早日开天眼，看到自己的七脏九腑，看到自己的经脉，看到炁血在你体内的运行，早日坎水逆流，让你的脑力增强，记忆力增加，从而早日结丹，结了丹就好了，你就一得永得了。"恩师如是说。

为什么师父要这样说呢？我后来才明白，因为中国从上古以来都是用一张图表示修炼和医学精华的含义，常人是看不懂的，需要师父讲解。在讲解时不能有第三个人，这叫"法不传六耳"，三个人就是六只耳朵。有时候是一张图加口诀，口诀也就是隐语，还是需要师父讲解，否则就会被字面含义误导。

"为什么法不传六耳呢？"我问道。

"因为修行是不断地提高自己，完善自己，超越自己，最后要达到仙的程度，所以是法不传六耳。"恩师回答说。

"如果有很多人都成仙了，那不更好吗？"我又问道。

"神仙是具有很多超常功能的，如果心术不正之人掌握了，社会就乱了。仙和魔只有一线之差、一纸之隔，人心不好就是魔，人心向善就是仙。因此在传法时一定要从各个方面去考验徒弟，方可传法。尤其是不可瞎传法，乱传法。徒弟乱来，师父是有责任的。师父的法传不下去，师父也是有责任的。师父传了法，徒弟接了法，没有修炼好，没有传下去，徒弟是有责任的，这就是责任连带制。这叫代代相传、薪火不熄，断在谁的手里就是谁的责任。我们是有信仰的，三尺之上必有神灵，不负责任是要受到神灵惩罚的。得了'法'要坚持修炼，多做善事，尤其是医学学好了更要悬壶济世，为自己多积善果，既要做到道不妄传，也要做到道脉不断。"恩师解释说。

从师父的讲解中，我明白了黄帝时期为什么要绝地天通，把很多重要的宇宙模型藏起来，只有极少数人掌握，最后被道门人保存了下来。

以上就是师父考验了我 3 年后，在 20 世纪 70 年代初给我正式上的第一课。从此在师父的"忽悠"下，我开始修炼内丹术的筑基功法。

我与师父的缘分源于我年少时的武侠梦。十多岁时最大的梦想就是当个武侠英雄，行侠仗义。1973 年，我 16 岁，经师兄介绍认识了四川省彭县葛仙山的游宗发道长。于是，我便提着一只大公鸡、一瓶酒、两把挂面，兴冲冲地跑去游道长的家里拜师了。还记得师父首先看了看我的生辰八字，观了我的相说道："你练得出来，但练拳不练功，老来一场空。要想学好拳脚，先要练好内功！学习内家拳，必须练好内功。要练好内功，必须先站好桩功，桩功是一切内功的基础。因为，每天早晨生肾水，进阳火，不站桩不行；要开阴跷脉，不站桩也不行；每天晚上静坐，是退阴符、收纳，这就是一阴一阳。"我不停地在心里记着。师父继续说道："站桩时念《高上玉皇心印妙经》，静坐时念《清静经》，这是以一念代替万念。"那时正值"文革"后期，这些经文都被认为是封建迷信，于是我每背熟一句，师父就让我把背熟的文字烧掉。

师父在传内丹术给我的时候，首先让我了解人体有两个系统。师父说"人有阴神、阳神、识神、元神，人还有三魂七魄和灵，精魂、炁魂、神魂，也就是张道陵祖天师在剑阁鹤鸣山告诉王常、赵升所说的人有幽精、爽灵、胎光。那么它们的具体位置在人体的哪里呢？它们分别在人的下丹田、中丹田和上丹田。七魄又是什么呢？七魄就是：七脏对应七个魄。这七个魄的名字分别叫作祖魄、宗魄、心魄、肝魄、脾魄、肺魄、肾魄。它们还有另外的名字：尸狗、雀阴、伏矢、吞贼、非毒、除秽、臭肺。灵是统率三魂七魄的，灵住在我们的心包里。所谓心灵就是心和灵，所以人们常说眼睛是心灵的窗户"。关于三魂七魄的问题我继续问师父，并很有见地地引用了《素问·宣明五气》所说："五脏所藏；心藏神，肺藏魄，肝藏魂，脾藏意，肾藏志。"[①]"三魂在肝，七魄在肺"。师父说："这些都是常人的看法，或者说《黄帝内经》不敢把真东西写出来，其实我们这一脉另有隐传，所以喊你少看书，多炼养，才会得到真知灼见。"由此我才真正体会到师父讲的"真传一张纸，谎传万卷书"。

　　"你要想炼内丹必须要了解人体结构和规律，不仅要了解以上的内容，还应该了解什么是命门，什么是命门火，什么又是三焦。"师父继续说道："命门分为先天命门和后天命门，先天命门就是肚脐。为什么这样说呢？因为人在娘胎里面称为先天，生下来后称为后天。在娘胎里我们全靠肚脐呼吸，一切营养物质全靠脐带供应。我们生下来后肚脐就断了，开始肺呼吸，先天命门就降到了下丹田。有一个证明就是我们通过炼养达到后天返先天时进入胎息，由此回到娘胎里的状态。当然肺呼吸就停止了，肚脐呼吸又开始了。常人所认知的命门在两肾之间，脊柱之前，实际上这个地方应该叫命门火而不是命门，这点从内经图上看得很清楚，以后在修炼时你也会体会到。关于三焦的问题，历代争论很多，我今天告诉你所谓三焦就是胰腺，胰腺在《黄庭经》内又叫'脾长'"。

　　师父看着我问道："那么我们的修炼应该从什么地方下手呢？"先是筑基、炼己，女子二七天癸至，男子二八天癸至，也就是说女子十四岁就来月事了，男子十六岁就梦遗了，也就是性成熟了，同时也称为漏体，今后

---

① 谢华编著.黄帝内经·素问·宣明五气.北京：中医古籍出版社，2000：103.

还会越来越提前。四五十岁的中年人就是破体了，老年人就是烂体了，破铜烂铁了怎么办？所以炼养的第一步是筑基炼己。筑基的最初是补漏，把破铜烂铁的身体修理好，成为一个健康的正常人，之后才是炼精化炁、炼炁化神、炼神还虚、炼虚合道，这就是修炼的次第、阶梯。师父当年将此法传授给我的时候，教我左手用"三山诀"——顶着一碗水，右手掐"剑诀"在水里画符，三个月过后，我就感觉有一股强大的炁流（东西）从我的指尖射出。我问师父这个是什么？师父告诉我，这就是炁。我问师父这个炁是不是电，因为我用右手发放到左手劳宫穴，感到左手发麻，发放到朋友的劳宫穴，朋友也感到发麻。师父说电是电，炁是炁！这个炁的本质到底是什么？在我心中引起了强烈的好奇心！所以之后我才会花二十八年的时间研究炁的本质，最后得出结论：炁就是离子，炁流就是带电离子流。假如当初没有师父的回答，也不会引起我的好奇心，更不会出现后来发表的"炁的本质探讨"一文，这一切都要感恩师父的真传。当下我们提倡的康养，其实就是把道家的炼己筑基完成，成为身体健康的正常人，让寿命最大化，让人健健康康地走到自然生命的尽头就够了。做到了这些就是给自己减少痛苦，给家庭减少麻烦，给国家减少经济负担。

听了师父"法不传六耳"的讲解，加之师父教我站桩、画符，我非常震撼，觉得进入了一个人体生命全新的版图，打破了我原有的世俗观念，同时也纠正了我的世医认知，怪不得近代大医张锡纯说："一部《黄帝内经》是道门写给世医看的，道门内部另有所传。"我对师父传给我的东西越来越有兴趣，也越来越想了解师父对人体的这些认知到底是从哪里来的。所以每次与师父单独见面，我都要问师父这些传承关系。由此我才了解到本派的道场在彭县葛仙山，是葛玄——葛仙翁的道场，也就是葛洪的爷爷的道场〔这句话有误，不是葛玄的道场，而是东汉葛永贵，又名葛贵的道场。东汉末年，葛永贵"亦名葛贵"道长修道于白石山，后羽化，因他能驱邪辅正，遂名葛仙山。晋末，成汉政权创始人李特，被广汉益州刺史罗尚追击至繁县之官桑（今官仓村），李特战死（见《华阳国志》）。初唐四杰之一的王勃，于咸亨二年应九陇县令柳太易之邀到九陇，游葛仙山，著有《山中》诗："长江悲已滞，万里念将归，况属高风晚，山山黄叶飞。"并著《莲花峰赋》，曾朱书于葛仙山殿壁，惜失传。唐四川节度使韦皋，微时师事葛贵，经仙翁指点，后果高官，皋为葛立祠，并作记。"泉名富贵，韦节度之故步犹留；峰矗莲花，王子安之佳篇可读"联语，记述了王勃、韦皋来葛仙山游历的佳话。清四川按察使黄云鹄多次游葛仙山，在其《天彭记游》等篇中均有记载。清才子李调元，留有咏葛仙山的诗篇。大曲境内云居院塔为宋塔。花园村内宝台寺石牌坊系清康熙年间建造。熙林村境内一巨大岩石上镌刻有清按察史黄云鹄诗］。

弘一真人游宗发（1908—1999），男，汉族，生于1908年农历十月初七，俗名游全德，出生在四川省彭县东门伍家坝。父亲游休全，母亲张氏。

9~11岁，在彭县施沟坎读私塾，聪慧过人。

师父从小因家境贫寒，为求生计以减轻家里负担，便四处拜师学艺，11岁时于四川省彭县五庙街吕祖庙出家为道，拜刘志平为师，学习道教基础，后来刘道长还俗。师父在13岁时又在彭县葛仙山拜胡明玉道长为师，跟随胡明玉道长学习道家内丹术，学习太素经脉医学、道门处方用药、针灸、点穴、推拿、接骨、烧炼外丹、符箓咒诀、风水、道教法术、道教科仪；学习四平拳、火龙拳等桩拳；学习绘画、木雕，还练就了轻身功夫。由于勤奋刻苦再加上天资聪颖，15岁时便小有成就，出任葛仙山葛仙堂堂主。每天凌晨4点钟起来勤奋苦练，于30岁便内丹大成，医术臻至完善。

1947年师父为了弘道，凭一己之力将新繁双林寺（佛教）购买回来，将其恢复原有道家名称石吼庙，担任石吼庙当家。1949年，且胡明玉师爷于1年前羽化，师父便回到新都老家，行医济世，救济了大量病人及穷苦大众。师父在治疗各种疑难杂症方面堪称一绝，当地人都知道，神经出问题的"疯子"、无药可救的癌症患者、伤筋动骨的骨折病人只要来找游道长肯定能够解除痛苦，得到痊愈。每天跑到师父家里的病人是一拨又一拨，可谓是门庭若市，从早忙到晚，家里人也跟着师父端茶倒水、帮扶病人，忙得是不可开交。但是师父从来也没有觉得累，没有放弃过诊治每一位来找他的病人。有的病人实在是太贫困了，他于心不忍，根本就没有收取病人的费用，甚至还将自己家人的衣物悄悄拿去救济他们。这样的例子有太多太多了。

1952—1956 年为了更广泛地以医济世，解除更多病人的痛苦，师父创办了道济医社。1956 年，政府将道济医社的医生集合起来成立了联合诊所，即现在成都市新都区中医院的前身。1972 年师父到望江楼公园从事古建筑雕刻并行医，1975 年到青羊宫从事古建筑雕刻并行医。

师父从年轻到老一直都在治病救人。在我刚刚开始练功的日子里，有一次，我到师父家里去看他，我们正在吃饭的时候，急匆匆地跑来一个人，只见他边跑边喊道："游老师，游老师，救命啦！"我们赶忙安抚好他，让他说明具体情况。此时，他说道："我们幺爸疯了，现在要拿刀砍人。"于是，我和师父就坐上他们的自行车，七拐八拐地到了他家院子，只见一个四五十岁的壮汉，手里拿着一把菜刀，朝对面的一堆人吼道："看你们哪个敢在背后乱说老子！过来嘛，过来老子砍死你！"没有一个人敢站出来制止这种局面，这时候师父上前，右手持剑诀，指着那个壮汉丹田气十足地吼道："把刀放下！"说完便嘱咐周围的人上去把壮汉手里的刀取下来。但是没有人敢上前，生怕被砍到，害怕得很！此时，师父喊道："怕啥子怕？他现在动都动不了，赶紧去把刀取下来，把他捆起！"大家怀着试一下的心态，发现壮汉的确不能动弹，于是便把刀取下，将他捆在椅子上。师父从随身携带的葫芦里面倒出一些药粉，兑上水，在群众的帮助下撬开了壮汉的嘴巴，灌了进去。3 分钟后，壮汉狂吐一盆黄色痰涎，吐完只见他清醒不少。师父见状对我说，"你看这就是典型的热证——痰迷心窍，因为痰是黄的"。说着又从兜里拿出另外一包药，嘱咐壮汉家人晚上给他服用，说道："吃了这些药，他还会拉两天，两天过后就好了。"这次病家给了十块钱的酬劳，在当时来说已经是很大的数目。返程的路上，我问师父："您刚才一指，吼了一声，肯定是用丹田之气把他震慑住了，如果我去一指一吼是不是也可以把他定住呢？"师父说："你去，你去的话手膀子就被砍下来了。我是发了一股炁把他定住的，这就是常人说的'定根法'。"师父对我说当时他给壮汉服用的是瓜蒂散，这是用涌法来治疗痰迷心窍啊！另外一包药是通中粉，把他胃肠里七股八杂的东西排出来，他就彻底好了。进一步说如果遇到这些病人不要把他搞成"鬼神附体"，其实很多都是疾病引起的精神错乱，所以你遇到这样的病人首先要通过把脉确定他的病症，然后再见症施药、施针。

又有一次，在成都望江公园，有一位病家来找师父把脉看病。师父把脉时说出病家的病症所在，病家连连点头说太准了，并问师父怎么办。师父给病家开了个方，对我说你看人家给了我两块钱，两块钱可以买十斤米咯（当时一斤米卖一角四分二，一斤猪肉卖七角七），学医不但可以治病还可以赚生活费。

那天后，我就秉承师父教诲，老老实实地跟在师父后面学习太素经脉医学。要学好太素经脉医学首先要学会太素脉法，所以每次看病，师父先把脉然后我再把，但是其原理还是弄不太清楚，直到有一天师父给我画了一张阴阳太极五行八卦九宫图，并嘱咐我，一切奥妙都在这张图里，要好好学习，认真研究。他就是从胡师爷那里得到这张图，然后开始学习的。胡师爷又是从重耳师祖那里传承来的。现在师父把图传给我，让我记住非其人不视不传！今后是千两黄金不卖道，十字街头送故交！我研究了一个月，发现这里面的奥妙太深了，其追根溯源还是回到了河图洛书这两张神秘的图上面。为了搞清楚究竟是怎么回事，我便去请教了刘子华老师，他是研究八卦的专家。刘子华博士说"这是宇宙模型"，并问我此图从哪儿来。当时把我吓了一跳，我告诉他从师父那里传来的。刘子华博士说，这个宇宙模型用在哪儿都是千真万确的，尤其是用在天文上，人体上更是如此。"我研究了一辈子的八卦，你这个图是阴阳太极五行八卦九宫图，你一定要好好学习，不懂就来问我。"于是我就成了刘子华博士的常客。刘子华博士在留学法国的时候著有《八卦宇宙论与现代天文》。师父后来提示我："图中的每个卦讲的都是天地人，我们的脉也是三根，也是天地人三脉；九宫用来定位，五行用来定五脏五气的传导；阴阳是定每个卦的变化；太极是用来定肝脾的气机变化，同时也是定浊阴燥阳在人体表、体内的结点。今后无论你炼内丹术，还是把脉看病都是这张图，用药、针灸、刮痧、拔罐、推拿、点穴还是要用这张图。"广成派内丹术、太素经脉医学的传承是非常严谨的，其他跟着师父学习各种技能的师兄都是立了字据，签字画押的，唯独我没有立字据。

就这样，听着师父"法不传六耳"的秘传，我更加重视炼养了。潜心静气地每天早上5—7点起床站桩、晚上静坐。三年后炁感就非常强大，此时，我再一次提出了学习拳脚功夫的事，师父再次用太素脉法给我把脉后告诉我，我不能练习拳脚功夫，原因是从我的脉象看出，我是一个敢于五步流血的性情之人，虽然对人仗义，敢冲敢拼，但是无法控制，所以我不适合练拳脚，恐轻身害命，损人不利己，惹出祸端来。于是，师父依然"忽悠"我学习太素经脉医学并炼养内丹术，我也从此开始了几十年的学习太素经脉医学与内丹术的漫漫长路，但是我想学习拳脚功夫的那颗心依然没有死去。

就这样跟着师父又学了几年，突然有一天师父对我说："要学好太素经脉医学必须要弄清楚两张图的含义：一张是河图，一张是洛书。"师父盯着我继续说道，"记住内丹术是基础"。

师父经常沉默寡言，一双眼睛炯炯有神，当他的双眼直盯着你的时候，你好像什么也隐藏不住。刚学道不久，我觉得自己有点基础了就拿了本《万法归宗》开始练。结果被师父看到，一把就给我抢过去还骂我，"本事没长好就学这些"。

我持续站桩、静坐、学习内丹术和道教医学、秘传太素脉。这一练下来又是好几年。从坎水逆流到通大周天，每次满怀欣喜地以为要开始学拳脚的时候，都被师父一句"还要继续炼养"打回原点。好不容易内功终于达到要求的时候，师父却说："你人聪明，又有点儿文化，你学医嘛！现在已经是热兵器时代了，你学拳脚学个二十年，还抵不过人家练二十分钟的枪，上膛、瞄准、扣扳机！你这个人性格上有优点也有缺点，优点是聪明、义气；缺点是冲动、不计后果，你学拳脚容易惹祸还要赔钱。"

跟师五年后，在我的再三请求下，师父可能觉得也是到了在我面前展现一下真正功夫的时候了，为了满足我的愿望，在一个初一的夜晚（后来我才知道为什么要在初一的晚上，师父告诉我初一月亮未圆，没有月色，是为避免别人看见这绝技，引起他人注意），我看到了原以为只有在小说里、在电视里才能出现的场景，居然在望江公园的竹林里，不可思议地出现在我的眼前。师父凝神定气，一运气随即飘然而起，站在了一棵树的树梢上，问我看清楚没有？我结结巴巴地说："看……看……看清楚了……"师父又飘然而下，告诉我，"今晚的事绝对不能向外传"。这场景实在太震撼了，师父为了断了我练武的念头，专心学医，才展示了轻身功夫。我发现自己再怎么练也达不到这个境界，简直是望尘莫及！还是算了吧。于是转而关注轻身功夫的原理了：人为什么能够飘然而起，而并非外家功法所练的纵跳能及？接下来的二十八年，我便投入于研究轻身功夫的原理中。然而，让我更震撼的事还在后面。经过对轻身功夫原理二十八年的研究，我找到了轻身功夫的运动原理跟地球的引力没有关系，并写了一篇文章"从道教轻身功夫的漂浮原理和UFO的运动原理看反引力的发动机的错误"，这篇文章发表在四川大学《老子学刊》上，这一研究成果归功于师父当年向我展示的轻身功夫。

就这样，在师父的一再"忽悠"下，我终于放弃了武侠梦，一心一意地跟他学起了道门医学——太素经脉医学。一起上山采药、治病开方、针灸，开始了我三十多年的学习道门太素经脉医学之旅。

师父常常带我上山采药。有一些珍稀草药只适合长在"苦寒之地",比如悬崖峭壁,寻找艰难,也无法自己种植,但这难不倒师父。每到秋天,我和师父进山,先把药材种子蘸上水,再用面粉裹种子,搓成一粒粒的小面疙瘩,撒在岩石上,等鸟雀来吃。鸟吃完飞走,师父就用罗盘打鸟飞的方向,把鸟飞到哪些方向记录下来。这些种子很难消化,鸟一排泄,就相当于帮人飞播传种。第二年春天,就可以到山上去寻找药草了。

对那些在岩石缝隙中才能生长的药材,还传下了妙法:用蚂蚁来播种。方法与鸟播种大同小异,不过把裹面粉变成了涂红糖水,蚂蚁把涂了红糖水的种子拖进洞,吃剩下的种子就可以在岩石里长出幼苗。这就是"道法自然"!师父对我讲道,"这是我们祖先前辈们在很多年的实践中摸索出来的方法,这是道家智慧的生动体现,是非常有道理的"。

这样又过了几年,我的医术也有了长足的进步,有一天师父对我说:"要学好太素经脉医学必须要多读这些书:隋代杨上善道长的《黄帝内经太素》,明代青城山张太素道长的《太素脉诀》《汤液经》《神农本草经》《黄庭经》《黄帝内经》《黄帝外经》《黄帝阴符经》。另外还要读汉代张仲景的《伤寒论》、金元时期李东垣的《脾胃论》、金元时期张子和的《医学全书》,你以为读了这么多书就行了?还没有完,你还要读汉代魏伯阳《周易参同契》、宋代张伯端《悟真篇》、还要掌握《灵龟八法》《飞腾八法》《鬼门十三针》,当然重点在我们内传的太素针法。"我一听,脑壳都大了,师父盯着我继续说道:"记住内丹术是基础,我是过来人,你不懂就来问我。"我马上问道:"师父,你不是说真传一张纸,谎传万卷书,要少读书的嘛?"师父说:"我又不是要你当文盲,我也读过私塾的嘛。后来胡师爷还一边教我练内丹术,一边教我学文化,我现在也是用这个方法来传你,在你没有基础的时候,也就没有辨别力,很容易被书中的歪理隐语带偏。但是当你打好了基础,也就是炼好了内丹术的时候,能够看到自己的七脏九腑,知道了经脉氖血的走向,知道了三魂七魄、灵在人体中与七脏九腑的联系,掌握了两张图的深刻含义之后，就要多读书，会读书。"

从那之后我就四处找书、看书，几本书一起读，反复比较各家各派的专述，完全沉浸在古代先贤大医的书库里，思索不得的时候就去找师父求证。人在忙碌的时候总感觉岁月飞逝，转眼就到了20世纪80年代。

80年代国家宗教事务局刚刚恢复后，出于一种使命感，为恢复各道观庙宇，师父便迫不及待地四处奔走，于1983—1985年任成都市道教协会常务理事。1989年主持修建四川省什邡县（现什邡市，后同）石门洞普陀庵，并任当家，1993年任四川省什邡县洛水镇大王庙主持，1995年重建四川省什邡县洛水镇岳家庵，并任主持，1985—1995年期间曾协助恢复中江县玄武观、青城山丈人观。

师父在羽化升仙前，对我说："你已经学得差不多了，现在道教势微，一定要爱国爱教，如果今后有财力就去恢复道观。"我告诉师父，我可能有这个能力。于是我就学着师父的样子，到四川省广元市剑阁县普安镇恢复张道陵祖师的祖庭，也就是现在正在建设中的剑阁县鹤鸣观。

1999年农历八月二十九（阳历10月8日）师父于新都家中羽化升仙，阳寿91载。

后来又过了很多年，我持续修炼师父所传内丹术，才逐渐认识到原来师父所传授之内丹术，应该是上古时期的神仙道，它是上古时期人类认识自己、提升自己、完善自己、超越自己的一套生命科学体系，是自然生命通过修炼走向炼养生命的根本保障。它的意义是让人类几亿年的演化过程缩短在人生几十年内完成，把生物生命转化成能量生命。所谓与日月同辉，与宇宙同尘，就要通过内丹术的炼养才能达到。尼采曾经说过：当超人回过头来看常人的时候，就像常人回过头去看猴子。那么如果中华的神仙回过头看超人，也就像常人回过头去看猴子！虽然苏格拉底在教他的学生时经常引用古希腊黛菲尔城阿波罗神庙中的一句碑文："你要认识你自己，认识了自己，就认识了整个宇宙。"但是他却不知道从何处下手，所以西方人自古以来都是向外求。纵观全世界，只有我们炎黄子孙才真正掌握了认识自己、认识整个宇宙的方法——神仙道。

我通过许多年的修炼实证后，发现中医教材中对于经络的认知有点问题，教科书中写道："经络学说是我国劳动人民通过长期的医疗实践，不断观察总结而逐步形成的。"如果这个观点是正确的，难道古代欧洲人、非洲人、美洲人都没有进行长期医疗实践吗？难道他们不进行观察和总结吗？为什么他们没有发现经络呢？中国古人对经络的发现是偶然还是必然呢？其实早在伏羲时期的先贤们修炼神仙道——内丹术，修到了一定阶段，"看"到自身经脉的走向，炁血的运行规律，描述出来的就是经络和穴位。关于经络的本质，我们直到今天也没有说清楚，所以我在研究炁的本质的同时，也研究了经络的本质，关于"经络本质的探讨"的文章，已发表在《老子学刊》上。

经过我这些年的探访、考证才知道，师父所传的阴阳太极五行八卦九宫图源于河图、洛书，是上古时期人们认识自然的宇宙模型。在认识天地自然、认识宇宙、认识人体，在太素经脉医学上，都是有重大意义的。所以当年刘子华博士说其是宇宙模型。刘子华博士当年在法国勤工俭学留学时见到太极八卦图后，发现了太阳系中存在的阴阳对称性，因此预测出太阳系中还存在另外一颗行星——木王星，从而在1942年完成了《八卦宇宙论与现代天文》一书。

当德国的数学家、哲学家莱布尼茨得到了这张太极八卦图之后，悟出了二进制和辩证法。

莱布尼茨写了一本书《布尔代数》，里面介绍了二进制，从那之后随着科技的进步，出现了二极管、集成电路，引发了全球性的第三次工业革命。咱们今天用的电脑、手机、互联网和今天维系我们生活的所有数字世界都是由这张图引发的。由此可见，中国传统文化是多么神秘，多么深奥，多么具有超时空性！作为炎黄子孙我感到骄傲。

莱布尼茨又从太极对立统一互相转化中悟出了辩证法。在莱布尼茨之前，西方人是没有辩证法的。后来康德继承了莱布尼茨的辩证法，康德又传给了黑格尔，黑格尔传给了恩格斯和马克思，由此才产生辩证唯物论，矛盾哲学方法，恩格斯和马克思传给了列宁、斯大林；列宁、斯大林传给了李大钊，李大钊传给了毛泽东，毛泽东后来著有《实践论》《矛盾论》，这些一脉相承的哲学思想也算是另一种形式的"出口转内销"吧。所以今天提倡复兴中国传统文化，意义深远，找回我们文化的根本，增加了我们的文化自信。

当游师父给我讲解太极八卦九宫图时，却是从另一个联系人体经脉医学的视角来解析，使我从根本上认识到宇宙模型的重要性。在游宗发师父传授了太素脉诀秘本的同时也告诫我："还要多访民间高手。"所以之后，我访到了民间脉法高手赵半仙（赵学健），他是一个很有创意的人，他将肝胆与脾胃在脉中的位置进行了调换，提高了诊断的精准度！之后，我又遇到了民间脉法高手福生道长（罗明山道长的高徒，且是入室弟子与恩师弟子，最后罗明山将太素脉法的秘本传给了他，他又将秘本传给了我），他更是倾囊相授，让我印证了游师父所传太素脉法的正确性。于是，我将游师父传给我的太素脉法与这两位民间高手（福生道长、赵半仙）传授给我的太素脉法相结合，就形成了今天我所传播的独有的太素九宫脉法。

在神州大地传承和应用至今的《易经》是一套完整的辩证体系，从古至今有那么多高人学习它、翻译它、注解它。通过学习《易经》可以让我们的思维方式与宇宙的辩证规律一致。如果用四个字来高度概括《易经》，那就是：象、数、理、占。象是事物之间关联的一个表达；事物背后隐含的数，才是决定事物真正走向的根本；理是相数之间变化的规律；占则是由已知求未知，可以将任何事物代入八卦关系进行计算，得到预测的结果。用八卦来研究人与人、人与社会、人与国家之间的关系，就是《周易》；用八卦来研究星象的时空变化规律就是《连山易》；用八卦来研究地理、气候的变化规律就是《归藏易》。将三者结合研究，也许就是大易。

这都是那张图衍生出的文明产物，我们祖先的这些智慧结晶，能流传至今，也是咱们炎黄子孙的福气。

当代中国要实现复兴，首先要找到我们文明和文化的根。我最近几年一直在寻根问祖和考证出土文物，追溯华夏文明的源头，在神州大地不同地域的多个古文明出土文物，包括8300年前甘肃大地湾出土的彩陶，以及7000年前红山文化出土的玉片上都找到了天文、太极、洛书的原始图案。由此可以印证我们今天所传承的文化是与古代图文明一脉相承的。远在8300年前的伏羲时代，咱们的生命科学和天文科学已经达到了令人仰望的高度，所以我们的中华文明才能历经岁月的洗礼而绵延不断，也将在未来的发展中重新展现辉煌！

当我逐渐学会了与宇宙对话，与自然对话，与自己对话的方法，才恍然大悟师父常提到的"真传一张纸，谎传万卷书"的真谛，原来"法不传六耳"的太素把脉技术，就是与宇宙对话的基础。"在天成象，在地成形，在人成脉"的太素经脉医学，对当今社会惠泽众生仍然有巨大的现实意义和历史价值，也是中华传统文化的重要组成部分。

2018年，经过各方努力，"太素脉法"项目已被四川省人民政府列为非物质文化遗产保护名录，也算是告慰了师父让我学太素经脉医学的一番苦心，感恩师父今生的传授，让我有幸继承了师父的遗愿，走上了学道、重建道观、弘道、传道之路。在修建剑阁县鹤鸣观的过程中虽然有坎坷苦累，甚至搭上了大半条命，但是在越艰难的时候越能够体会到唯有在党和政府的大力支持和关怀下，政府划拨土地，才有剑阁县鹤鸣观的重建，才有太素经脉医学今天的发展，现在虽不敢说济世渡人，但也不负今生补德、积德，却也乐在其中。

二、非物质文化遗产学视域的太素脉法

刘志荣　杨谦　龚赵国　舒敏　岳翔南

1."太素脉法"的基本内容

太素脉法是运用道法自然、天人合一的哲学思想并吸收中医诊脉传统而形成的一种古老脉诊技法。最初一直在道观内部传承和运用。明代青城山道长张太素等几代道长逐步将此脉法用于民间，清末张派重要传承地葛仙山道观专设葛仙堂为民众诊脉治病。20世纪70年代，陈云鹤道长跟随曾任葛仙堂堂主的游宗发修道，完整掌握该脉法技艺，并将其在民间发扬光大。

太素脉法又称九宫脉法，在九宫内按太极、八卦、五行、河图、洛书分布位置确定诊脉区。从桡骨到桡侧腕屈肌腱区域依次为天、人、地三根脉，从桡骨茎突以后依次为寸、关、尺三部，三脉三部横竖交叉，在双手各形成九宫，各宫对应头、手、脚、脏腑等处，从而以脉象诊断疾病位置和病机。诊脉者需具备中医医理基础，并修炼道家内丹术，凝神静气，达到阴阳平衡，培本固元，内炁充盈，提高手指触觉的灵敏度，能够以炁吸脉，更加精准地诊断脉象。

诊断时先诊脉，再向病家求证病况。

太素脉法历来系道门内口传心授，师徒相传，在当代仍以师带徒、心传口授的方式传授技艺。陈云鹤道长首破道门壁垒，在民间广泛传播，变道门传习为社会传承，用道家古脉法医术造福于普通民众。为方便一般人员掌握理繁功深的太素脉法，他将生涩玄奥且散布诸典的道家有关文献集中整理编撰为通俗易懂、便于循序习练的书本，又将学员分成初、中、高

三级分期传习，并组织不同阶段、不同层次学员共同参与诊病实践，以项目传承人为指导核心，高阶段传承弟子帮带低阶段学员，这一方法，极大地拓宽了师徒传承的路径，提升了传承效率。

太素脉法传自四川省成都市彭县（现彭州市）葛仙山道观支脉，陈云鹤道长任剑阁鹤鸣观主持后，以鹤鸣观为基地，将此技艺广泛用于广元市各县区，成都市高新区等地，并在上述各地分别建立剑阁太素中医门诊、成都市高新区太素堂等实践基地，开展项目传承和实践活动。

除了在四川实践和传承外，还在北京市海淀区恩济大厦百草堂、上海市浦东新区钦赐仰殿、广东省深圳市福田区福安大厦地球村等地设立传习所，接收包括港、澳、台在内的全国各地学员参加培训。近二十年来，太素脉法传承人陈云鹤还多次受邀远赴澳洲、新西兰、德国、荷兰、英国、匈牙利、法国、泰国等地演讲以及开班授课。目前已在荷兰、新西兰建立了传习所，传授和实践太素脉法。

太素脉法当代核心实践区域位于四川省广元市剑阁县，四川省广元市为偏远山区、川陕革命老区、秦巴山区连片贫困地区，位于四川盆地北部边缘，辖区面积16319平方公里，下辖苍溪县、剑阁县、旺苍县、青川县、利州区、朝天区、昭化区，是四川、陕西、甘肃三省结合部，地处北纬31°~32°，森林覆盖率达到56%。平均海拔1200米，为亚热带湿润季风气候，土壤为山地黄壤。是秦岭山地向盆地深丘过渡区域，境内多山，摩天岭、米仓山、龙门山、剑门山、大栏山等高山耸立，山岭高差3200米，古蜀金牛道贯穿全市而过。

四川省广元市鹤鸣观所在的鹤鸣山常年云雾缭绕，山高林密，奇木繁多，古柏树林蔚为壮观，是道教理想的藏风纳气之地，被道家视为修炼宝地。鹤鸣山中的道教摩崖石刻，最早为北魏晚期雕凿，盛于隋唐，是全国重点文物保护单位。这里的道教信仰环境与道家修炼传统，对太素脉法的传承起到至关重要的作用。

2."太素脉法"的历史渊源

太素脉法是基于道家天人合一的哲学思想而形成的一种古老的中医传统脉诊技法，至晚在隋代即形成系统的理论和方法。葛仙山支系的传承，明代之前主要在道教修炼者之间秘传，明代四川省成都市青城山道长张太素（号青城山人，生卒不详）撰写《太素脉诀》上下两卷，使太素脉法传于道门之外，为民间少量人知。其继承者重耳道长晏元礼在张派重要传承地葛仙山道观专设葛仙堂为民众诊脉。20世纪30年代，道士游宗发出任葛仙堂堂主。70年代，陈云鹤跟随游宗发修道，并完整掌握此脉法技艺，广泛开展项目实践和传承活动。

现可考证的太素脉法传承脉络如下：晏元礼道长→胡明玉道长→游宗发道长→陈云鹤道长→岳翔南、杨莉萍、刘玉超、李晶等。

晏元礼（1802—1905），四川省成都市彭州市葛仙山道观住持，11岁师从青城山王道长（生卒不详）修道并学习太素脉法，后出任葛仙观葛仙堂堂主，于道观内诊病救人，终其一生。

胡明玉（1859—1947），四川省成都市彭州市葛仙山道观住持，15岁师从晏元礼学习太素脉法，后任葛仙观葛仙堂堂主。

游宗发（1902—1999），四川省成都市彭州市葛仙山道观住持，13岁师从胡明玉学习太素脉法。曾任葛仙观葛仙堂堂主。1949年后，离开道观，在四川省成都市新都开创"道济医社""联合诊所"，1956年改制为新都县中医院。1962年出任成都市道教协会常务理事。

陈云鹤（1958—），四川省广元市剑阁县鹤鸣山道观住持，省级非遗太素脉法项目省级传承人。16岁师从游宗发道长学习太素脉法。后遵师命至广元市鹤鸣山道观以医弘道，收徒传授脉法。

岳翔南（1991—），执业中医师，省级非物质文化遗产太素脉法市级代表性传承人。自大学毕业，一直跟随师父陈云鹤道长学习太素医学（太素脉法、太素九宫针法、太素用药、太素拔罐疗法等）。可运用太素脉法精准诊断疾病，进而在太素通中论核心思想指导下，准确运用太素疗法（用药、用针、用罐……）时有神效！

3.“太素脉法”的主要特征与重要价值

在人与自然相互关系的认知和诊脉双方的气血交融互动中判别脉象，确定病种病因，是太素脉法的核心要素。相对于中医其他诊脉技法，太素脉法呈现出与众不同的特征。

一是体现出人与自然的关系和脉诊双方互动的实践方式。诊脉者从天、地、人、时空相互作用的认知出发，以炁吸脉，在感知诊脉者与诊断对象气血交融互动中，运用阴阳五行、九宫八卦之法体察判别病症、病情、病灶、病机，诊脉结果始向诊断对象求证，显示出太素脉法理念与技法的独特性。

二是外表易行与内功严格并行不悖的技法要求。太素脉法历经长期流变发展，易学、易掌握、易运用成为其入门的显著特点。但要达到熟练精深独立操作的程度，需善于运用道家哲学核心理念、准确诊断脏象和辨别脉象，对习徒素质、时间要求严格。

三是传承之道和实践范围特征突出。太素脉法始终以人为主体，传承范围由道人向道外之士不断扩展；受众由道观内部逐步向社会、向民间百姓不断扩大，传承地由一地向多地扩展，影响力持续扩大，技法效果和受众认同感持续增强，体现出项目活态性不断增强的持久生命力。

作为一种长期流传不衰的道医脉法，太素脉法蕴含着多重重要价值。

历史价值：太素脉法以道教理念为基本依据，采九宫、八卦原理诊断疾病，是中医脉法中一种古老技法。其传承过程清晰展现中医古脉法在道门中传承的历史。它是传统中医诊疗体系中理念与技法自成一家的诊疗流派支系，是我国传统医学理论和实践方式多样性的例证，体现了中华民族的世界观、价值观，见证了中华民族的智慧与创造力。其传承对于丰富传统中医脉法、发展中医流派具有重要意义。

科学价值：太素脉法是基于道家对天道和人体的认知及内证形成的诊脉法，是上古时期伏羲天象文化的直接传承，是古老的"黄老之术"在道医中的具体实践，是《列子》天瑞篇在脉象上的展现，解释了道门辨证体系的关键性问题，实证了"天人合一"的中国哲学，实证了人体状况与天、地、时等外在环境的联系与变化，是传统中医理论与实践的具体例证。同时，太素脉法对评估治疗时用药、针灸、推拿、正骨等治疗手段是否得当具有重要的指导作用。其先诊后问的诊断方法，以其精确的准确度得到社会的广泛关注。

当代文化意义：脉象是中医的灵魂。传承精华，服务大众，走出国门，让世人了解中国古人对人体和疾病的认知智慧，明白传统医疗体系的价值和意义，提高文化自信。

社会功能：一是有利于健康中国战略的推动与实施，更便捷准确地诊病和提供健康咨询，丰富我国疾病诊疗方式；二是增强旅游景区吸引力；三是促进对外文化交流，走向"一带一路"。

4."太素脉法"的民间运用与传播

太素脉法在历史上长期只限于道门内诊疗，秘传于修道者之间，明代因张太素《太素秘诀》问世，民间有所知晓。其继承者重耳道长晏元礼首开民间问诊之道，但传承仍限于道门之内。至当代，陈云鹤道长直接用于民间诊疗，并打开社会传承之门。现可考证的传承脉络如下：晏元礼道长→胡明玉道长→游宗发道长→陈云鹤道长→岳翔南、杨莉萍、刘玉超、李晶等。晏元礼（1802—1905），四川省成都市彭州市葛仙山道观住持，11岁师从青城山王道长（生卒不详）学习太素脉法，后出任葛仙观葛仙堂堂主，于道观内诊病救人，终其一生。胡明玉（1859—1947），四川省成都市彭州市葛仙山道观住持，15岁师从晏元礼学习太素脉法，后任葛仙观葛仙堂堂主。游宗发（1902—1999），四川省成都市彭州市葛仙山道观住持，13岁师从胡明玉学习太素脉法。曾任葛仙观葛仙堂堂主。1949年后，因故离开道观，在四川省成都市新都开创"道济医社""联合诊所"，1956年改制为新都县中医院。1962年出任成都市道教协会常务理事。陈云鹤（1958—），四川省广元市剑阁县鹤鸣山道观住持，省级非物质文化遗产代表性传承人。16岁师从游宗发道长学习太素脉法。后遵师命至广元市鹤鸣山道观以医弘道，收徒传授脉法。

授徒传艺情况。

陈云鹤通过长期的学习实践，在系统总结相关理论的基础上，将太素脉法提炼出易于传授和传播的方法。他把脉象归纳为"五定"，即定位、定形、定性、定量、定时空，使本支太素脉法成为易懂、易学、易掌握、易运用于临床的技法。

陈云鹤自2009年以来，一直坚持授徒传艺，培养专业弟子。

2009年，在成都通中养生堂开始收徒传授太素脉法。

2011年，在上海钦赐仰殿首次开设太素脉法师承初级班，第一次采用开班授课的方式进行太素脉法的传授。

2012年，在北京坤鹤百草堂开设初级班，广受弟子好评，继而在北京和上海两地开设师承中级班，对太素脉法进行深入教学。

2015年，在深圳本末堂开设师承初、中级班，并赴悉尼、泰国、新西兰开设太素脉法入门班课程，推动太素脉法在海外的传承传播；同年，在成都成立了太素堂，作为太素脉法的主要教学基地，开设了入门班、师承初级班、师承中级班，进一步扩大太素脉法传承。

2015—2019年期间，先后在山东、广东、北京、上海、深圳、成都等地及荷兰神州中医药大学、英国威尔士大学开设太素脉法与内丹术讲座。

2020年，成立了剑阁太素中医门诊，作为太素脉法的核心传承基地，固定开设入门班、师承初级班、中级班、高级班课程。10余年来，陈云鹤在扩大传承教学规模上，形成了以太素剑阁中医门诊为中心，东有上海钦赐仰殿、西有成都太素堂、南有深圳朴一堂太素中医诊所、北有太素脉法北京传习所，并在世界各地成立太素脉法传习所，惠及周边学员。

陈云鹤鼓励和指导出师弟子积极开展脉法实践，在各地设立太素脉法传习所，为当地民众提供健康服务、推广太素脉法。

2016年，北京中级班弟子关恪盟在北京朝阳区成立太素脉法北京传习所，常年开展太素脉法体验沙龙。

2018年，北京中级班弟子秦占发在北京东城区崇文门成立北京太素通中管理有限公司及太素脉法传习所。同年，深圳中级班弟子刘顺琼在广西防城港开设太素通中养生馆及太素脉法传习所。

2019年，深圳中级班弟子卫文林在深圳南山区成立深圳朴一堂太素中医诊所，以太素脉法为基础提供全方位的诊疗服务。此外，陈云鹤还在荷兰、新西兰、澳大利亚、英国收授培养出杨立华、吴凤芝、殷雅明、单越涛、焦译影五位传承人，并在新西兰、荷兰成立了太素脉法传习所，开展太素脉法的实践和传习。

截至2022年，陈云鹤到各地系统传授太素脉法达400余次，教授太素脉法师承弟子500余人、初级班学员上千人，其中不乏临床医师和药师，陈云鹤为太素脉法的传承倾注了全部心血。

5. 主要传承人业绩

省级传承人陈云鹤。

1）学习、工作简历

1965—1971年，在成都市新二村小学读书。

1971—1976年，在成都市二十三中读初中高中。

1976—1977年，在家等待空军招生，身体过关，成分不好未被录取。

1977—1978年，在四川省什邡市皂角公社七大队六小队插队知青。

1979—1997年，在四川省物资厅化工轻工总公司工作。

1986—1988 年，在四川省党校学习经济管理、大专。

1990—1997 年，化工轻工总公司驻北京办事处任业务公关经理协调石化企业关系，用太素经脉医学为人诊断治疗。

2008 年至今，在广元市剑阁县鹤鸣观任住持。

2014—2016 年，在四川大学学习宗教学道教专业（研究生）。

2）学艺、实践经历

1974—1999 年，师从游宗发道长学习太素脉法，掌握了九宫脉诊、用药、针灸、拔罐等医术。

1976 年，开始医学实践。

1981 年，跟随刘子华博士学习八卦理论与天文学，并以此为基础开始对太素脉法进行理论研究。同年，又跟随贾题韬教授学习道家内丹术和道家哲学思想。

1997 年，成立成都通中养生堂，运用太素脉法进行养生理疗。

1997 年，应文化和旅游部邀请参加欧洲中国文化节，自此开始在荷兰、德国、法国等国传播太素脉法。

1998 年，成立四川省通中传统医药研究所，以太素脉法诊断为依据，研究药方，并结合病家的疗效研制出金行茶、公英茶、素湿茶、木行茶、驱寒贴等一系列产品，并与各厂家合作制定现代化标准、工业化的生产。

2002 年，成立上海通中养生保健休闲有限公司。

2008 年，在广元市剑阁县筹建道教协会并任会长，自此长期为当地民众义诊。

2009 年，成立上海草流行食品有限公司，进行药食同源养生茶的研发。

2009 年至今，先后在中国、澳大利亚、新西兰、泰国、荷兰、英国等国开展太素脉法培训，每年举办公益性讲座 20 余次，培训班 20 余期，每年接受培训学员达 300 余人次。

2013 年，在西安参加中国道医会，交流太素脉法并义诊。

2015年，在成都市建立太素堂，推广、传播太素脉法。

2015年，在泰国参加世界中医药大会，交流太素脉法。

2015年，任《道医集成》编委，该丛书于2019年正式出版，其中收录了《太素脉秘诀》。

2018年，被广元市文旅局评定为"太素脉法"市级代表性传承人。同年12月，"太素脉法"被四川省人民政府公布，四川省文化和旅游厅颁发为四川省非物质文化遗产。

2018年、2019年，两次在海南玉蟾宫参加海峡两岸中医交流会并在会上演示太素脉法的应用，并用太素脉法义诊，受到海峡两岸中医的高度认可。

2018年、2019年，两次参加世界中医药学会联合会脉象研究专业委员会学术年会。

2019年，受邀赴匈牙利布达佩斯参加第十六届世界中医药大会暨一带一路中医药学术交流活动，并在会上做"道门太素脉法与九宫针法、九宫刮痧的结合运用"演讲。

2018—2021年，指导弟子先后在北京、上海、深圳、广西等地建立太素脉法传习所；多次应邀参加成都国际非遗节以及广元市的各种非遗展示活动。

2020年，广元剑阁县成立太素中医门诊，作为太素脉法的实践与传承基地。

3）传承谱

太素脉法是基于道家"天人合一"哲学思想的一种中医传统脉诊技法，在隋代已形成系统的理论和方法。明代以前，太素脉法的传承主要是在道教修炼者之间秘传。至明代，成都市青城山道长张太素（号青城山人，生卒不详）撰有《太素脉诀》上下两卷，使该秘法披露于世。其继承者重耳道长晏元礼在葛仙山道观专设葛仙堂为民众脉诊，自此形成了太素脉法葛仙山支系，传承至今。

第一代：晏元礼（1802—1905），成都市彭州市葛仙山道观住持。11 岁师从青城山王道长（生卒不详）学习太素脉法，后出任葛仙山葛仙堂堂主，于道观内诊病救人，终其一生。

第二代：胡明玉（1859—1947），成都市彭州市葛仙山道观住持。15 岁师从晏元礼学习太素脉法，后任葛仙山葛仙堂堂主。

第三代：游宗发（1902—1999），成都市彭州市葛仙山道观住持。13 岁师从胡明玉学习太素脉法，曾任葛仙山葛仙堂堂主。1949 年后，因故离开道观，在成都市新都开创"道济医社""联合诊所"，1956 年改制为新都县中医院。1962 年出任成都市道教协会常务理事。

第四代：陈云鹤（1958—　），广元市剑阁县鹤鸣山道观住持，市级非物质文化遗产代表性传承人。16 岁师从游宗发道长学习太素脉法，后遵师命至广元市鹤鸣山重建鹤鸣观，以医弘道，收徒传授太素脉法。

第五代：刘玉超（中医博士后），吕强（中医主任医师），崔天齐（企业家），张征（金融家），杨莉萍（药学博士）、李晶（中医针灸博士），向永国（中医主任医师）、宋维健（中医主任医师）、关恪盟（企业高管，现从事太素脉法传习）、高海声（IT 企业高管），秦占发（设计师，现从事中医康复，太素脉法传习）、时群（企业家）、刘顺琼（有机化学化验师，现从事中医保健，太素脉法传习）、卫文林（从事中医诊所及太素脉法传习）、岳翔南（中医师）、杜萍（中医副主任医师）、陈文婷（中医主治医师）、朱慧（中医医师）、李枫（上海）（中医医师）、李枫（长春）（中医医师）、李颖慧（中医医师）等，师从陈云鹤道长学习太素脉法，为民众提供诊疗服务。

作者简介：

刘志荣

西南民族大学原副司级干部（四级职员）、教授，主要专业方向：文学、民族学、非物质文化遗产学、高等教育研究。四川省中国现当代文学研究会副会长、四川省民族文化艺术研究会执行会长、四川省大禹研究会副会长、四川省羌学学会会长、四川省非物质文化遗产保护协会专家委员会副主任。

杨 谦

广元市非遗中心主任、群文研究馆员，四川省非遗协会理事单位代表。长期从事戏剧、曲艺、非遗保护研究。导演豫剧《父亲》获四川省第 13 届"五个一"优秀作品奖，川剧《武则天与婉儿》获四川省文华奖等。组织编撰剑门蜀道非遗丛书《川北薅草锣鼓》《射箭提阳戏》，主编《广元非物质文化遗产》系列杂志。曾多次受四川省人民政府、四川省文化厅、四川省剧目工作室、广元市人民政府表彰。

舒 敏

广元市非遗中心业务干部、群众文化副研究馆员、四川省非遗协会会员。长期从事非遗保护、传承和研究工作。2017 年被四川省人民政府表扬为第六届国际非遗节组织工作先进个人。参与编辑《广元非物质文化遗产》系列杂志，参与多项国家级、省级非遗项目申报工作，参与组织全市非遗项目、非遗传承人申报评审工作。

龚赵国

广元市非遗中心业务干部、群众文化馆员、四川省非遗协会会员。参与编辑《广元非物质文化遗产》系列杂志，参与多项国家级、省级非遗项目申报工作，参与组织全市非遗项目、非遗传承人申报评审工作。

岳翔南

执业中医师，省级非遗太素脉法项目市级传承人。

三、炁的本质探讨——当代道医对"炁"的理解和认识

陈云鹤

题记 气是道医和中医学中常见的概念，道医、中医、修炼家所讲的气，是指人体内活力很强的、运行不息而无形不可见的精微物质，是构成人体和维持人体生命活动的最基本物质，正所谓"惟气以形成，气聚则形存，气散则形亡"。道教早就把这种气的特质用"炁（音 qi）"来表达，以免与其他概念的气相混淆。

炁对道医和中医以及道家修炼非常重要，但是，关于"炁"的内涵与本质究竟为何，古往今来一直没把炁的本质讲清楚，结果，"炁"的思想受到西方医学、伪科学家的诟病，这不能不说是个遗憾。今天笔者基于道医的立场，通过弟子直丹和师父云鹤道长的问答，谈一点自己的体悟，以求尽可能还道医、中医一个科学的本来面目。

直丹：师父，对于道医、中医、道家修炼而言，弄清楚炁的本质是什么非常重要！可是我一直都没弄明白，为此我查阅了历史上不少相关名家的论述，但遗憾的是，发现他们也没有讲清楚。后来，我也请教过各大中医院校的教授们，他们都说讲不清楚。那您既是修炼家又是道医，而且您还学习过现代物理学、化学、生物学、生物物理学、生物化学，等等，那您是怎么认识炁的？炁的本质到底是什么啊？

云鹤道长：你这个问题问得太好了！《高上玉皇心印妙经》开宗明义就告诉你：人之三宝，神与炁精。炁是承上启下三宝之一，因此关于炁的本质问题，无论是对道医还是中医还是修炼者来说，都是非常重要的必须要弄明

白的首要问题。如果说炁血是中医、道医和修炼者的两个基石，那么我们明白了血及其组成部分，其中炁这个基石的本质我们必须要弄明白，如果说不清道不明炁的本质问题，它将永远是中医、道医和修炼者的硬伤。很可惜以前我们都没有讲明白。这里，我先给你说说关于炁的本质现存的几种比较具有代表性的观点。

直丹： 师父请讲。

云鹤道长： 目前学界和医界运用现代科学理论和方法，对于炁的本质，进行了广泛研究，所得出的观点大致有如下几种：

第一种观点可以称为"力能说"，他们认为炁的本质是"力""能量"或者"能量代谢"，也有人归结为红细胞膜的 ATP 酶性。

第二种观点可以称为"活细胞说"，例如林功铮先生认为生命结构形态和生命活动的基本单位即是细胞——元炁，从而更加深了对于作为"人之根本"的炁的本质即为细胞生命的认识。

第三种观点可以称为"核酸说"，认为炁就是生命整体的物质基础，这物质基础就是核酸。从分子生物学角度看，元炁可能是指生殖细胞中的 DNA（脱氧核糖核酸），而有些补药具有提高性细胞 DNA 的作用。

第四种观点可以称为"人体场说"。上海交通大学"人体场"小组（1979年）应用 AGA750 型热像仪研究内功者的"放炁"时，认为人体能发射某些能量，他们把这种能量称为"人体场"。

第五种观点可以称为"信息说"，认为炁的概念是不同历史条件下的"信息"的同义语，因此，炁的运动形式也是一种信息传输过程（翟岳云，1981年）。

第六种观点可以称为"带电粒了说"，认为带电粒子的运动实际上就好比炁，因为当具有一定能量的带电粒子在电场或浓度、温度等梯度推动下运动时，就可以与磁场作用产生力学效应。

总地来说，对于炁本质的研究所得出的结论中，核酸说、活细胞说、带电粒子说、信息说、人体场说等观点是从炁的物质概念角度得出的；认为炁与神经系统功能、消化系统功能，以及造血功能、免疫功能有关等的观点是从炁的功能而论的；认为炁的本质是能量的观点，虽然比较普遍，但过于泛化。因为能量这个概念太笼统，不具体。你看，热也是能量，冷也是能量，电也是能量，光也是能量，但这些都不是炁的本质。当然，认为炁是粒子，也不够准确。因为在炁这个层面上，还没有把原子核打开，只是把分子给分开了，如 NaCl 进入体内就成了 Na^+ 离子和 Cl^- 离子（进入体内的 Na、Cl 的原子核并没有打开），所以说炁还不可能是粒子（粒子是原子核被打开后的更小的物质成分如质子、中子、中微子、夸克等），也就更不可能是带电粒子。

直丹：师父，您分析的非常深刻明白！那您的看法呢？

云鹤道长：我认为，炁就是离子，炁流就是带电离子流，或中性离子流。

直丹听后，非常惊讶地问道：离子！？为什么说是离子？

云鹤道长：目前物理学研究，物质一般有四种形态：固态、液态、气态、离子态。离子态也是一种物质的基本形态。在人体内，离子是物质的，如钠离子、钾离子、钙离子、氯离子、铁离子、镁离子、锌离子，等等。

直丹：可是，炁不是无形的吗？炁若是离子，那不成了有形的了？

云鹤道长：所谓无形是相对于有形而言。我们把肉眼看不见、摸不着的称为"无形"，请问你能看得见、摸得到离子吗？

直丹嘿嘿一笑说：我可看不见、摸不着。但你说炁就是离子，有证据吗？炁有来源吗？

云鹤道长：当然有证据！当然有来源！

直丹：那太好了！我要洗耳恭听。听说您早在 16 岁的时候，就知道"炁"不是气。22 岁知道了炁"是什么"，用了 28 年的时间，解决了炁是"为什么"，这可是别人都没有说过的，可是重大发现啊！

云鹤道长：呵呵，英雄不提当年勇啊！更何况我不是什么英雄！只是一个小道士。由于不明白，所以我就想把它搞明白，结果几十年的心血终于让我有所体悟。

直丹：那么您能给我们讲讲炁的来源吗？您认为炁来源哪儿？

云鹤道长：炁来源于细胞。

直丹面露惊讶，脱口说：来源于细胞！？

云鹤道长：是的。（云鹤道长顿了顿语气）继续说：1925年，著名生物学家E.B.Wilson（1856—1939）曾说："许久以来，大家就明确，一切生物学问题的答案最终都要到细胞中去寻找。因为所有生物体都是，或曾经是一个细胞。"我玩味这句话很久，后来觉得对炁的研究，也应该从细胞开始着手。

直丹：那您是从细胞的哪些方面开始的呢？

云鹤道长：从细胞的结构和功能。首先我们看看细胞的结构，细胞是生物生命的最基本单位。现代生物学告诉我们：细胞是由细胞膜、细胞质、细胞核构成的，在电子显微镜下观察，细胞的结构又可分为膜相（细胞膜、内质网、高尔基体、线粒体、溶酶体和核膜）和非膜相（核糖体、核仁、染色质，中心体、细胞质基质和核基质等）两大类。

直丹：这些都很简单嘛。

云鹤道长：复杂的也有啊。你看，细胞也是一个微型的、复杂的"生化工厂"嘛，你说复杂不复杂？

直丹好奇地问：这么说来，细胞内不就是"一锅浓汤"嘛，各种分子做做随机热运动，要么扩散，要么渗透，一下子就完了。

云鹤道长：当然不是，你这都是以前的看法了，现代生物学借助物理和化学的发展，进入到分子细胞生物学阶段，发现细胞内部还有更复杂的结构，例如细胞骨架（微丝、微管及中间纤维），分子马达和离子泵等。

直丹嘿嘿一笑：细胞骨架？细胞里面也长骨头了？真好玩哈。

云鹤道长：确实好玩，不过这种"好玩"是经历了艰苦研究而认识到的。

直到 1963 年先进观察手段采用后，人们才广泛观察到各种细胞骨架纤维的存在，称其为"骨架"是一种形象的比喻，骨架中的微管本来就是一种管道。"通中论"[①]中讲人体是由各种管道组成的，其中的超微管道就是指的细胞内部结构中的管道。

直丹：这些骨架，或者说这些骨架里的微管道有什么作用呢？

云鹤道长：说白了，它们就是细胞这个"生化工厂"的管道嘛，你说化工厂里面的管道有什么作用？就是在反应釜内把一种物质变为两种或两种以上的物质，或者把两种或两种以上的物质变成另一种物质，再通过管道进行输送。

直丹：细胞还有这么神奇的功能？

云鹤道长：细胞的功能岂止这一点神奇！生物表现出来的所有生命特征，都是由细胞完成的，细胞的功能就造就了生命的多姿多彩，细胞的种类太多了，每种都分化出不同的功能，例如视觉细胞有光线感受功能，神经细胞有传导功能，血细胞有运输功能等等。这都是细胞功能的外在整体表现。

直丹：那细胞的内在功能是什么？

云鹤道长：好嘛！为了说清楚炁的本质，我们还是稍微科普一下嘛。

细胞的内在功能就是细胞内各部分的分工。从现代生物学来看，细胞膜的功能是细胞和外界环境之间的屏障、物质进出的门户，它配备了各种各样的受体，可以识别细胞内外的各种信号，参与细胞间的识别和通讯。细胞膜上具有各种离子通道，细胞能调控膜对特定离子的通透性，也能快速而精巧地改变这种通透性。

细胞质基质在细胞的物质代谢中起着重要作用。许多中间代谢均发生在细胞质基质中。内质网对多种重要蛋白的合成、修饰加工，转运和

① 陈云鹤. 太素经脉医学. 北京：华龄出版社，2021：161-254.

输出细胞以及对几乎全部脂类的合成起重要作用。高尔基体参加细胞的分泌过程。线粒体是"动力工厂",通过氧化磷酸化作用,将生物体所摄取的糖、蛋白质、脂肪等营养物质氧化分解,并进一步将食物中储藏的能量转化为化学能,不断供给生理活动的需要。溶酶体是细胞的"消化器官",不仅有营养防卫的功能,对细胞的生长发育、代谢调节也有重要作用。核仁是一个高度动态的结构,是核蛋白体的合成、加工、装配等过程的重要场所。

细胞核是真核细胞内最大、最明显和最重要的细胞器,是遗传物质的集中区,对细胞的结构、遗传与代谢等生命活动具有调控作用。

直丹: 这下我明白了:细胞真是一个微型的、复杂的、自动化的、全能的生化工厂,生命活动所需的一切,都要在细胞中产生。师父能不能再详细讲讲呢?

云鹤道长: 更详细的基因的问题你去跟细胞生物学家、生物物理学家和生物化学家探讨吧,那是研究细胞的专家们的课题,我知道这些问题他们已经研究得很清楚了。我这里只是要清楚地告诉你一点:离了即炁,是在细胞这个工厂内产生的,换言之,离子——炁,来源于细胞。

直丹: 离子是如何运输的?

云鹤道长: 离子在细胞内产生以后,是通过离子泵经由离子通道运输到细胞外的,搞清楚这一点,不得不感谢现代科技的进步。

直丹: 离子通道研究清楚了吗?

云鹤道长: 据我所知,目前现代生物学只研究清楚了一部分,而且还在初级阶段。从研究历史看,1955年,A.Hodgkin和R.Keynes曾提出膜上存在着离子通道的推断,通道可以允许专一性离子通过。直至20世纪80年代,B.Sakmann和E.Neher发明了膜片钳记录技术,这时才有方法检测单个离子通道的离子流。这里你要注意,他们检测到了离子流,但是没有把离子流与道医和中医的"炁流"结合起来研究,也没有把离子通道和经络结合起来研究，他们错过了一个重大发现的机会。据我对道医的研究，我认为离子流就是"炁流"，离子通道就是孙络、浮络、别络和经络，你注意去研究一下。

直丹：哦，那现代生物学对离子功能和作用是怎么认识的？

云鹤道长：关于这个问题，现代生物学虽然有很深入的研究，但认识水平却是一般。总结一下，就是生命活动是一个错综复杂的反应过程，离子在调控许多生理活动中起着重要作用，如神经冲动的传导、肌肉收缩、细胞体积的收缩等。离子的缺乏或过剩都会影响生物体正常功能的运行。

直丹：那么，道医对炁的功能和作用有什么认识？

云鹤道长：首先，炁是构成和维持人体生命活动的基本物质。其次，炁具有十大特性：阴阳性、流动性、储存性、能量性、信息性、场性、周期性、吸收和发放性、阴阳互动性、色彩性等。炁的这些特性都很具体，在中医道医的诊断和治疗中都有运用。我认为，炁的最大特性是人体无形系统与有形系统的结合点。道医对炁和经络在人体中所起作用的认识，与现代生物学对离子和离子通道在生命活动中的认识，具有高度的一致性，且惊人的相似。道医对炁的运用和经络疾病的治疗，已经进行了几千年，非常成熟。

直丹：师父，炁的十大特性我明白了。我还想知道，在体内的离子都有哪些呢？

云鹤道长：哈哈，你问得很细！好嘛，我们再科普一下嘛！

首先我们要知道，哪些是我们所必需的元素。从18世纪后叶开始，化学家对生命物质的化学组成才逐渐有所了解。到了今天，我们才知道，有30种化学元素是活生物必需的。我们将这30种元素称为生命元素，具体说来：

所有生物必需的形成共价键的主要元素（原子序数）：H（1）、C（6）、N（7）、O（8）、P（15）、S（16）。

所有生物必需的单原子离子（原子序数）：Na^+（11）、Mg^{2+}（12）、Cl^-（17）、K^+（19）、Ca^{2+}（20）。

所有生物必需的痕量元素（原子序数）：Mn（25）、Fe（26）、Co（27）、Cu（29）、Zn（30）。

某些生物需要的痕量元素（原子序数）：B（5）、F（9）、Al（13）、Si（14）、V（23）、Cr（24）、Ni（28）、As（33）、Se（34）、Br（35）、Mo（42）、Sn（50）、I（53）、Ba（56）

那么在我们的体内有多少离子呢？你算一算就会清楚了。

直丹：哦，我明白了。那这些离子与炁是什么关系？

云鹤道长：离子从血中离开，通过细胞进入离子通道，也就是进入孙络、浮络、别络、经络，我们就称为炁。或者营养成分经过细胞代谢成为离子进入离子通道，这个也称作炁。

直丹：那在细胞内的离子，能不能称为炁呢？

云鹤道长：也叫炁。

直丹：那当炁进入经络后，经络怎么理解呢？

云鹤道长：经络就是离子通道（现在所谓的离子通道病就是经络病），如果用管道解释，也就是炁的管道。

直丹：既然现代生物学、生物化学、生物物理学已经研究了细胞的结构、细胞的功能，近代还知道了细胞骨架（微丝、微管及中间纤维），分子马达和离子泵等，那他们为什么不深入研究离子的功能和去向呢？

云鹤道长：它们到了这里就难以进步了，它们只知其一不知其二，这是它们的思维方式决定的。因为它们不知道人还有一个更高级的系统——无形系统，这个系统是以炁为基础的，以经络为通道和连接的。

直丹：那离子究竟到哪里去了呢？

云鹤道长：到经络里面去了。首先通过孙络到浮络、别络、经络去了，然后进入了奇经十一脉，进入了无形系统。

直丹恍然大悟，感叹道：哦！！！原来是这样的。

云鹤道长有点得意，高高兴兴又点了一支烟，继续讲道：我再告诉你，离子一旦离开细胞膜，就进入了孙络、浮络、别络，再进入了经络，开始了一炁周流。

直丹若有所悟地说：炁滞血瘀，那是不是说炁的流动性不够呢？

云鹤道长：那是肯定的！你很聪明，能够举一反三。

直丹：师父，您这是给道医、中医和修炼者找到了物质基础，找到了科学依据啊。

云鹤道长：不准抠背（四川话"拍马屁"的意思）！因为长期以来，中医、道医、修炼家、中医粉、道医粉、修炼粉都没有找到炁的本质，不能自圆其说，这就容易被那些别有用心的人说三道四，诋毁传统医学。

直丹非常赞同师父的说法：这是给中医、道医、修炼家、中医粉、道医粉、修炼粉找到了合理的、科学的解释。

云鹤道长非常淡定地说：我不敢说，这就一定正确，但我敢说，这是能够自圆其说的一种观点。我也是在抛砖引玉，也许这个砖抛出来，能够引来更多的玉，尤其是对那些研究生命科学的学者专家，有一个新的研究方向。不过我也是"打酱油"的哈，也不要完全相信我，只是我坚持不懈地"打了几十年的老酱油"。哈哈……

直丹：师父你太谦虚了，思路决定出路。

云鹤道长：对头！

直丹：那么"血为炁之母"又怎么理解呢？

云鹤道长：血液为细胞提供了营养物质（包含各种离子如钠离子、钾离子、钙离子、铁离子、镁离子、锌离子、氯离子等），细胞还有一个功能就是将部分营养物质代谢为各种离子（也许还有待进一步研究），也就是炁。因为血是炁的来源，没有新鲜血液供应的营养物质和离子，细胞内就不会有炁的产生，所以说：炁来源于血，血为炁之母，这就是我对"血为炁之母"

的理解和解释。

直丹：啊，非常好！解释得非常完美！

云鹤道长：道医、中医是一个非常完整的系统，我在通中论里面已经讲过，人是由两个系统构成的，一个是有形系统，一个是无形系统。有形系统是系统、器官、组织、细胞，这是以细胞为基础构成的生物系统，我们称之为生物生命；无形系统是由三魂七魄、奇经十一脉、十二经络、别络、浮络、孙络、穴位、炁构成的能量系统，我们称之为能量生命。道医、中医不但研究了有形系统，更重要的是研究了无形系统——能量生命。

现代生物学虽然对细胞的研究达到了分子水平，研究了离子、离子通道，在此基础上现代医学研究了离子通道病，但两者都没有触及到无形系统的整体，还不知道离子就是炁、离子通道就是经络，还没有将离子通道与经络联系起来，还不知道离子通道病就是经络病，更没有深入到无形系统，对无形系统中很多疾病的发生、发展还一无所知；对无形系统与有形系统互相影响产生的疾病和治疗，更是一无所知。它们对搞不清楚的疾病就取了个名字——综合征。

直丹问：师父，也就是说以细胞为基础构成了有形系统，以炁为基础构成了无形系统。对了师父，根据你刚才解释的"血为炁之母"，那么大脑又是怎样消耗血液的呢？

云鹤道长：好！我们就根据"血为炁之母"来解释这个过程，我们以大脑如何消耗血液为例来说明这个问题，这个问题对于西医来说还是个谜。大脑是人体中最高级的器官，由近150亿左右的大脑细胞构成，每秒处理多达10万种化学反应，每天记录8000多万条信息。你说，大脑如果满负荷工作，得消耗多少能量？而我们常人的大脑才用了7%左右（据说天才只用到了15%），就消耗了人体25%的血液。

当血液进入大脑，脑细胞既能直接运用血液中的各种离子，又能把血液中的营养成分代谢为离子——炁，大脑的思维才有了能量。同时，想象才有了图像，大脑运算才有了能量支撑。血液中的离子就是这样被大脑消耗掉的。血液提供的营养物质一旦进入脑细胞过后就被转化为了各种离子，经过离子通道就变成了炁，血液中的营养物质就是这样被大脑消耗掉的。总而言之，血液就是这样被大脑消耗的。

如果测量的话，大脑思维激烈的时候，无论是脑电还是炁场，都可以测到比平常更强。记住大脑的炁化功能是非常强的！大脑要消耗大量的炁（离子）血（液）！你说大脑对血液的需要是不是很多呢？呵呵呵，那是原材料的嘛。

直丹：炁的来源我知道了，炁的消耗我也知道了，那么炁可以储存吗？

云鹤道长：可以啊。丹田就是用来储存炁的。

直丹：炁可以运动吗？

云鹤道长：炁当然可以运动，如果炁不能运动，人就死亡了。

直丹：那炁是怎样运动的呢？

云鹤道长：炁是通过离子通道运动的，也就是通过经络运动的。这个问题我会在"经络本质的探讨"一文中详细解答，这个地方我们就不展开讲了。

直丹：炁可以形成场吗？

云鹤道长：现代物理学研究的结果，离子是可以形成场的，我们很多时候说"这个人的炁场很强"，或者说"这个人的炁场很弱"，就是在说其离子场的强弱。

直丹：炁可以发放吗？

云鹤道长：道教有个特有的修炼方法，叫"画符水"，就是用手上的炁来画。游宗发道长当年将此法传授给我的时候，教我左手用"三山诀"顶着一碗水，右手掐"剑诀"在水里画符，一个月过后，我就感觉有一股强大的炁流（东西）从我指尖射出。我问师父这个是什么？师父告诉我，这就是炁。离子当然可以发放。不但可以发放，还可以吸收，每个

人都可以发放，只要五分钟，就可以感觉到炁的存在，只是"百姓日用
而不知"。

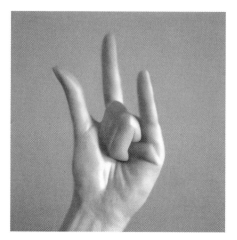
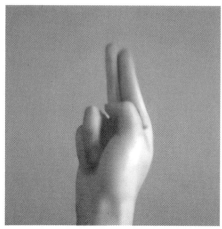

四、经络本质的探讨

陈云鹤

题记　经络是由特殊蛋白质构成的，是炁运行的通道、是联系脏腑、四肢和体表的通道，经络是人体无形系统的组成部分，起到调控人体的有形系统与无形系统的作用。经络是道医、中医的重要组成部分，是道医、中医的基础，源于远古，服务当今，在几千年的传统医学长河中，一直为保障中华民族的健康、生存与繁衍发挥着重要的作用。

但是，关于"经络"的本质究竟是什么，古往今来一直没有讲清楚，这不能不说是个遗憾。今天笔者基于道医的立场，在前文《炁的本质探讨》的基础上，通过弟子直丹和师父云鹤道长的问答，谈一点自己关于经络本质的体悟，以求尽可能还道医、中医一个科学的本来面目。

直丹：道长，经络虽源于远古，却还服务当下，对今天的传统医学很重要，同时对现代医学也非常重要，那上古之人究竟是如何发现人体经络的存在呢？

云鹤道长：学术界有这么几种看法：

第一，经络学起源于劳动人民经验的逐步积累，今天发现一条，明天又发现一条……从低级到高级，从简单到复杂。

第二，经络起源于龟板烧裂后的类推：古人遇事无论大小，都要用占卜的方法征寻冥冥中神的意见。当时流行的主要的占卜方法是龟占，即用烧裂龟甲、辨认纹路的方法进行预测。有时烧裂的龟甲纹路很像一个人形，久而久之，人们从烧裂的纹路中，终于悟出了经络学。

第三，经络源于水利工程的启发：认为中华民族是个农业民族，它特别重视水利工程的修建，在漫长的历史中，在中原大地上修建了许多纵横交错的输水网，这些网线启发了古人的智慧，由此发明了经络学说。

第四，经络起源于偶尔的撞击：即认为古人先发现了经络线，然后又发现了这些线上的点，那就是穴位。但也有一种假设认为，古代人是先发现了点，即首先发现了穴位，由于发现越来越多，将这些点连接起来就成了线。

第五，经络源起解剖学：《灵枢·经水》中记载到："若夫八尺之士……其死可解剖而视之。其脏之坚脆，腑之大小，谷之多少，脉之长短，血之清浊，气之多少，十二经络多血少气，与其少血多气，与其皆多血气，与其皆少血气，皆有大数。"①

第六，经络起源于内丹术：经络来自内丹术，李时珍的《奇经八脉考》说道："内景隧道，惟返观者能照察之。"②

我本人认为第六种说法可信，因为我们道家的内丹术修炼是确实可以观察到经络走向的。

直丹：道长，您的"炁的本质探讨"一文中我已经明白了炁就是离子，我想请问经络的本质又是什么呢？

云鹤道长：你问得太好了。我要回答你的问题，你可以知道一点现代对经络的观点。国内外对经络的本质做了很多研究，归纳起来有几个大的方面：

一是经络的神经学说、神经节段学说、神经体液学说、中枢神经学说，这些观点主要是说明经络属于神经传导。

二是经穴的电阻电位说、生物场力聚集学说、人体经穴的高发光说、电磁传导通路说、液晶说、超导说、声信息、生物电磁场说等，这些观点主要是说明经络的声、光、电等物理属性。

---

① 谢华编著.黄帝内经·灵枢·经水.北京：中医古籍出版社，2000：522.

② （明）李时珍著.濒湖脉学奇经八脉考.柳长华校注.北京：中国医药科技出版社，2012：52.

三是经络的微循环学说、经络链说、肌肉学说、淋巴管系统学说、线粒体—腺三磷学说、经络高钙说，这些观点主要说明经络与肌肉、血管、生化代谢等的联系。

　　四是经络的特殊结构学说、第三平衡学说、经络立体结构系统学说，这些观点主要说明经络是一种新物质或者结构。

　　我们看了这么多种说法，都没谈到无形系统，都不是本质的解释。

　　直丹：以上是他们的观点，那您的观点是什么呢？

　　云鹤道长：因为他们没解释清楚炁的本质是什么，以及炁的来源等问题。我们在前面讲炁的本质那节中谈到细胞内有离子管道存在，我的观点就是：离子通道就是经络，反过来说经络就是离子管道。经络里面走的是炁，炁的本质是离子，所以经络就是离子管道。

　　直丹：所以他们在解剖里找不到，故他们就认为经络不存在。

　　云鹤道长：天大的笑话，经络是无形系统，它是离子通道，手术刀怎么能找到。如果没有看到，如果没有拈起来，就说不存在，这岂不可笑？在没有显微镜之前，他们看不到细胞、细菌、病毒，难道他们也不承认吗？

　　直丹：道长，经络里只是炁的通道吗？传统中医认为经络不光是人体全身炁运行的通道而且还是血的通道。

　　云鹤道长：不对，经络不是血液的通道，但经络可以帮助血液的运行，血管才是血液的通道，这一点是需要纠正的。

　　直丹：为什么？

　　云鹤道长：血是液体，炁是能量，炁是离子。血液有血液的管道，我们称之为血管，炁有炁的管道，我们称之为经络，这二者虽然各行其道，但血液提供的营养物质是在细胞内转化为炁的，其中有一部分炁是血液当中就存在的（如 Na^+、Cl^-、K^+ 等），所以血液不可能在经络里流行，这是需要进一步说明的。

　　我们再看看现代科学对血液的研究，认为血液有四种成分组成：血浆、红细胞、白细胞、血小板等。血浆约占血液的55%，是水、糖、脂肪、蛋白质、钾盐和钙盐等的混合物，也包含了许多止血必需的血凝块形成的化学物质。血细胞和血小板组成血液的另外45%。

总之，从以上看来，血液是物质，在这个层面上，是分子，还根本达不到离子层面，所以它不可能进入经络这个离子通道。一句话它进不去。再说，经络是无形管道，是离子运行的通道，血液是有形的物质，是想进而进不去的。

直丹问：嗯！有道理。说了这么多，经络是离子管道，那么经络的构成又是什么呢？

云鹤道长：你真是步步紧逼啊！好，我现在就告诉你，经络（离子通道）的构成类似离子管道的构成，是蛋白质，一种特殊的蛋白质——成孔蛋白。

直丹问：能不能再详细地说明一下呢？

云鹤道长：我们先谈一谈什么是蛋白质。现代细胞生物学告诉我们：

蛋白质是一种复杂的有机化合物，蛋白质是生命的物质基础，没有蛋白质就没有生命。因此，它是与生命及与各种形式的生命活动紧密联系在一起的物质，机体中的每一个细胞和所有重要组成部分都有蛋白质的参与。蛋白质占人体重量的16%~20%，即一个60kg重的成年人其体内约有蛋白质9.6~12kg。

蛋白质是由C（碳）、H（氢）、O（氧）、N（氮）组成，一般蛋白质可能还会含有P（磷）、S（硫）、Fe（铁）、Zn（锌）、Cu（铜）、B（硼）、Mn（锰）、I（碘）、Mo（钼）等。这些元素在蛋白质中的组成百分比约为：碳50%、氢7%、氧23%、氮16%、硫0%~3%。

人体内蛋白质的种类很多，性质、功能各异，但都是由20多种氨基酸按不同比例组合而成的，并在体内不断进行代谢与更新。氨基酸是组成蛋白质的基本单位，氨基酸通过脱水缩合连成肽链。蛋白质是由一条或多条多肽链组成的生物大分子，每一条多肽链有二十至数百个氨基酸残基（－R）不等；各种氨基酸残基按一定的顺序排列。蛋白质的氨基酸序列是由对应基因所编码。除了遗传密码所编码的 20 种基本氨基酸，在蛋白质中，某些氨基酸残基还可以被翻译后修饰而发生化学结构的变化，从而对蛋白质进行激活或调控。多个蛋白质可以一起，往往是通过结合在一起形成稳定的蛋白质复合物，折叠或螺旋构成一定的空间结构，从而发挥某一特定功能。合成多肽的细胞器是细胞质中糙面型内质网上的核糖体。蛋白质的不同在于其氨基酸的种类、数目、排列顺序和肽链空间结构的不同。

直丹：人体有很多种形态、功能各异的蛋白质，那离子通道蛋白又是什么呢？

云鹤道长：离子通道是一种成孔蛋白，它通过允许某种特定类型的离子依靠电化学梯度穿过该通道，来帮助细胞建立和控制质膜间的微弱电压压差。这些离子通道存在于几乎所有的细胞膜以及细胞内的许多细胞器中，所有的细胞都是通过离子通道来控制穿越细胞膜的离子流的，这种通道是一种内在膜蛋白。

直丹：那这种离子通道蛋白的结构是怎样的呢？

云鹤道长：结构上，离子通道是由若干蛋白组装而成的：

这种多个蛋白质亚基结构通常由同一或者同源蛋白紧密结合并形成一个补水孔，并且穿透双层脂膜。这种成孔亚基单元被称为 α 单元，而其他辅助亚基单元则被标注为 β、γ 等。

通常来说，这些通道最窄处的宽度为 1~2 个原子的直径大小。一个通道通常仅负责一种离子，如钠离子、钾离子等。然而有些通道可以允许多种带有同种电荷的不同类型离子通过：正电荷（阳离子）或负电荷（阴离子）。传输离子通过细胞膜的过程通常相当快，如同跟随一个自由流体流过一般（通常为 10^6/ 秒或更高）。

直丹：道长，这个是细胞生物学的知识哦。

云鹤道长：当然，我们在研究经络本质的时候必须要回到细胞生物学上来。如果你不从细胞生物学下手，将一无所得。

顺便给你再科普一下，诺贝尔奖是非常青睐对离子通道的研究的：1952年，英国生物物理学家阿兰·霍奇金和安德鲁·赫胥黎第一次假设了离子通道的存在，并且作为神经冲动理论的一部分，赢得了诺贝尔生理及医药奖；1970年，离子通道首次通过电流生理学的膜片钳位电记录技术被证实，而发明这一技术的埃尔温·内尔以及伯特·萨克曼也获得了诺贝尔奖；2003年，诺贝尔化学奖颁发给了两位美国科学家罗德里克·麦金农和彼得·阿格雷，其中罗德里克·麦金农因其对离子通道功能的物理化学属性的研究，包括 X 射线晶体学的蛋白质结构的研究而获奖，成百上千的研究员至今仍继续在这一领域付出艰辛努力，以期获得有关这些蛋白质工作方式的详细知识，近年来发展出来的自动膜片钳设备显著提升了离子通道筛查的能力。

直丹：看来，搞道医、中医还有必要学习一下细胞生物学的知识，多了解一下新进展，这对我们理解经络的本质是有好处的。

云鹤道长：你说得对，我们一方面学习道医、中医，对待现代科技成果不仅不能排斥，更要学习和思考。现代科技成果是有一定的客观性的，所以我们要加以利用，这样才有可能找到事物的本质，不然我们就容易东说西说、产生幻觉。

直丹：嗯，有道理。

云鹤道长：你要了解现代科技，才能找到和传统医学的结合点。书归正传，我们还是接着前面的话讨论：离子通道的结构尺寸相当小，并且用 X 射线分析嵌入在细胞膜上的蛋白质的晶体结构是有一定困难的，因此直到最近几年科学家才有机会直接观测到它们的"外观"。特别是因为晶体分析需要使用洗涤剂去除通道周围的细胞膜，因此许多研究人员认为难以确认已获得的图像。其中一个例子是电压门控钾离子通道，这个期待已久的图像在 2003 年 5 月被报露，详细的三维结构在《自然》杂志上可以查到。其中一个无法排除的模糊点，是不知道图中构型的工作状态（比如开启状态、关闭状态），在不同的工作状态下结构构型是会发生变化的。目前研究人员对这些通道工作模式的推断大部分都是基于电流生理学、生物化学、基因序列比较以及基因突变方法。针对离子通道的研究叫作通道学，这一研究涉及了许多许多科学技术，例如电流生理学的电压钳位（尤其是膜片钳位技术）、免疫组织化学以及逆转录。

直丹：看来离子通道的微观世界还是很奇妙的。道长，你前面说过离子有阳离子和阴离子，那离子通道是如何分类的呢，离子又是如何通过离子通道的呢？

云鹤道长：这个问题问得好！你的这两个问题其实问的是一回事。

首先，不同通道对不同离子的通透性不同，即离子选择性。根据离子选择性的不同，通道可分为钠通道、钙通道、钾通道、氯通道、质子通道等。这是由通道的结构所决定的，只允许具有特定离子半径和电荷的离子通过。

其次，不同的离子通道有着所谓的不同的"门"来控制离子通道蛋白构象的变化，即离子通道的开放和关闭。主要分为如下几类：

1. 配体门通道

表面受体与细胞外的特定物质（配体）结合，引起门通道蛋白发生构象变化，结果使"门"打开，又称离子通道型受体。分为阳离子通道，如乙酰胆碱、谷氨酸和五羟色胺的受体，和阴离子通道，如甘氨酸和 γ—氨基丁酸的受体。

N 型乙酰胆碱受体是目前了解较多的一类配体门通道。它是由 4 种不同的亚单位组成的 5 聚体，总分子量约为 290kd。亚单位通过氢键等非共价键，形成一个结构为 $\alpha_2\beta\gamma\delta$ 梅花状通道样结构，其中的两个 α 亚单位是同两分子 Ach 相结合的部位。

Ach门通道具有三种状态：开启、关闭和失活。当受体的两个α亚单位结合Ach时，引起通道构象改变，通道瞬间开启，膜外Na^+内流，膜内K^+外流。使该处膜内外电位差接近于0值，形成终板电位，然后引起肌细胞动作电位，肌肉收缩。即是在结合Ach时，Ach门通道也处于开启和关闭交替进行的状态，只不过开启的概率大一些（90%）。Ach释放后，瞬间即被乙酰胆碱酯酶水解，通道在约1毫秒内关闭。如果Ach存在的时间过长（约20毫秒后），则通道会处于失活状态。

筒箭毒和α银环蛇毒素可与乙酰胆碱受体结合，但不能开启通道，导致肌肉麻痹。

2. 电位门通道

电位门通道是对细胞内或细胞外特异离子浓度发生变化时，或对其他刺激引起膜电位变化时，致使其构象变化，"门"打开。如：神经肌肉接点由Ach门控通道开放而出现终板电位时，这个电位改变可使相邻的肌细胞膜中存在的电位门Na^+通道和K^+通道相继激活（即通道开放），引起肌细胞动作电位；动作电位传至肌质网，Ca^{2+}通道打开引起Ca^{2+}外流，引发肌肉收缩。

根据对Na^+、K^+、Ca^{2+}通道蛋白质的结构分析，发现它们一级结构中的氨基酸排列有相当大的同源性，属于同一蛋白质家族，是由同一个远祖基因演化而来的。K^+电位门通道由四个α亚单位（I-IV）构成，每个亚单位均有6个（S1-S6）跨膜α螺旋节段，N和C端均位于胞质面。连接S5-S6段的发夹样β折叠（P区或H5区），构成通道的内衬，大小可允许K^+通过。

K^+通道具有三种状态：开启、关闭和失活。目前认为S4段是电压感受器，S4高度保守，属于疏水片段，但每隔两个疏水残基即有一个带正电荷的精氨酸或赖氨酸残基。S4段上的正电荷可能是门控电荷，当膜去极化时

（膜外为负，膜内为正），引起带正电荷的氨基酸残基转向细胞外侧面，通道蛋白构象改变，"门"打开，大量 K^+ 外流，此时相当于 K^+ 的自由扩散。K^+ 电位门和 Ach 配体门一样只是瞬间（约几毫秒）开放，然后失活。此时 N 端的球形结构，堵塞在通道中央，通道失活，稍后球体释放，"门"处于关闭状态。

链霉菌的钾离子通道 KcsA 也是由四个亚单位构成的，但每个亚基只有两个跨膜片段，结构较为简单。1998 年，Roderick MacKinnon 等用 X 射线衍射技术获得了高分辨率的 KcsA 通道图像，发现离子通透过程中离子的选择性主要发生在狭窄的选择性过滤器中。选择性过滤器长 1.2nm，孔径约为 0.3nm（K^+ 脱水后直径约 0.26nm），内部形成一串钾离子特异结合位点，从而只有钾离子能够"排队"通过通道。

河豚毒素能阻滞钠通道，毒素带正电荷的胍基伸入钠通道的离子选择性过滤器，和通道内壁上的游离羟基结合，毒素其余部分堵塞通道外侧端，妨碍钠离子进入，导致肌肉麻痹。

3. 环核苷酸门通道

与电压门控性通道家族关系密切的是 CNG 通道，从蛋白质序列来看，它们与电压门钾通道结构相似，也有 6 个跨膜片段，各为带电荷片段，P 区构成孔道内侧，整个通道为四聚体结构。在 CNG 通道中，细胞内的 C 末端较长，上面含有环核苷酸的结合位点。

环核苷酸门通道分布于化学感受器和光感受器中，与膜外信号的转换有关。如气味分子与化学感受器中的 G 蛋白偶联型受体结合，可激活腺苷酸环化酶，产生 cAMP，开启 cAMP 门控阳离子通道，引起钠离子内流，膜去极化，产生神经冲动，最终形成嗅觉或味觉。

4.机械门通道

细胞可以接受各种各样的机械力刺激，如摩擦力、压力、牵拉力、重力、剪切力等，细胞将机械刺激的信号转化为电化学信号最终引起细胞反应的过程称为机械信号转导。

目前比较明确的有两类机械门通道，其一是牵拉活化或失活的离子通道，另一类是剪切力敏感的离子通道。前者几乎存在于所有的细胞膜中，研究较多的有血管内皮细胞、心肌细胞以及内耳中的毛细胞等，后者仅发现于内皮细胞和心肌细胞。牵拉敏感的离子通道是指能直接被细胞膜牵拉所开放或关闭的离子通道，其特点为对离子的无选择性、无方向性、非线性以及无潜伏期。这种通道为2价或1价的阳离子通道，有 Na^+、K^+、Ca^{2+}，以 Ca^{2+} 为主。研究表明，当内皮细胞被牵拉时，由于通道开放引起 Ca^{2+} 内流，使以 Ca^{2+} 介导的血管活性物质分泌增多，Ca^{2+} 还可作为胞内信使，导致进一步的反应。

直丹：太奇妙了，不过有点复杂，我还得慢慢消化。道长，我初步的理解是许多离子通道中，是由"门控"来支配离子的通过的，"门控"可能通过对化学信号或电信号、温度、机械力的响应而开启和关闭。

云鹤道长：你的理解是对的。

直丹：细胞里面有经络吗？

云鹤道长：有啊，这个问题在"炁的本质探讨"一文当中已经讲过，但是为了说明经络的本质，我们还是需要温故知新。

细胞里的细胞器上存在着各种与细胞膜结构类似的生物膜，这些磷脂双分子层上的生物膜镶嵌着大量的离子通道（成孔蛋白），共同控制着离子在细胞内外的进出。因此，细胞内是存在经络的结构的。

直丹：我的理解是细胞间存在经络，它由细胞膜上的离子通道共同构成；细胞内存在经络，它由细胞内的离子通道共同构成。

云鹤道长：你的理解有一点对，但还要深入。

直丹：我一定继续努力。道长，我还有一个疑问。

云鹤道长：请讲。

直丹：经络（即离子通道）里面有液体吗？

云鹤道长：离子通道是一种亲水性的孔道，所以里面当然就有液体。

直丹：那经络（即离子通道）里面的液体有什么用？

云鹤道长：构成经络的蛋白质，需要借助液体维持自身的存在，并使得带电离子流动。"离子通道就是经络"这个观点，一方面很先进，一方面很新颖。在细胞内找到了道医、中医和西医的结合点。

直丹：我在网上查阅到：指离子通道的结构或功能异常所引起的疾病叫作离子通道病，具体表现在编码离子通道亚单位的基因发生突变或表达异常，或体内出现针对通道的病理性内源性物质时，离子通道的功能发生不同程度的减弱或增强，导致机体整体生理功能紊乱，形成某些先天性或后天获得性疾病，主要累及神经、肌肉、心脏、肾脏等系统和器官。离子通道病是目前的研究热点，研究比较多的离子通道病主要涉及钾、钠、钙、氯通道领域。

云鹤道长：确实是这样的。离子通道病的本质就是离子通道蛋白的结构、功能异常所导致的机体生理功能的紊乱。对于离子通道病，可以按照通过的离子的类型分为钾、钠、钙、氯通道病等，又可以按照主要累积的系统分为神经离子通道病、心血管离子通道病、肌肉离子通道病等。总之离子通道病涉及的范围是非常广泛的，并且离子通道病还在不断地被发现，甚至有些人以前熟悉的疾病也被发现本质就是离子通道病（我这里有个表，你可以参考一下，当然还不太完善）。

表 1　已发现的离子通道病

离子通道类型	主要作用	已发现的相关疾病
钾离子通道家族	在所有可兴奋性和非兴奋性细胞的重要信号传导过程中具有重要作用，其家族成员在调节神经递质释放、心率、胰岛素分泌、神经细胞分泌、上皮细胞电传导、骨骼肌收缩、细胞容积等方面发挥重要作用	常染色体显性良性家族性新生儿惊厥 1- 型发作性共济失调 阵发性舞蹈手足徐动症伴发作性共济失调 癫痫 1-，2-，5-，6- 型长 QT 综合征 耶韦尔和朗格 – 尼尔森综合征等 安德森综合征 绿曼巴蛇毒 伊比利亚蝎毒 巨蟹蛛毒等
钠离子通道家族	大多数兴奋细胞动作电位的起始阶段起重要作用	高钾型周期性麻痹 正常血钾型周期性麻痹 部分低钾型周期性麻痹 先天性副肌强直 各型钾加重的肌强直 先天性肌无力 3- 型长 QT 综合征 1- 型假性醛固酮减少症 利德尔综合征 全面性癫痫热性发作叠加症 河豚毒素 石房蛤毒素等
钙离子通道家族	广泛存在于机体的不同类型组织细胞中，参与神经、肌肉、分泌、生殖等系统的生理过程	家族性偏瘫型偏头痛 低钾型周期性瘫痪 2- 型发作性共济失调 6- 型脊髓小脑共济失调 中央脊髓性肌病 恶性高热 兰伯特 – 伊顿肌无力综合征 癫痫等

离子通道类型	主要作用	已发现的相关疾病
氯离子通道家族	广泛分布于机体的兴奋性细胞和非兴奋性细胞膜及溶酶体、线粒体、内质网等细胞器的质膜，在细胞兴奋性调节、跨上皮物质转运、细胞容积调节和细胞器酸化等方面具有重要作用	先天性肌强直（汤姆森型）隐性遗传全身性肌强直（贝克型）囊性纤维化病遗传性肾结石病3-型巴特综合征等

从离子通道病的成因来看，主要有以下三点：

（1）遗传因素：基因发生突变，导致其编码的离子通道蛋白质出现结构、功能的异常；

（2）自身免疫因素：自身免疫系统异常导致的离子通道蛋白质出现结构、功能的异常；

（3）毒素：生物界中天然存在或人工合成的大量化合物中有相当一部分可以同离子通道结合，影响通道的结构或功能，如果这些物质通过某种途径进入人体并且达到有效浓度就可以发挥毒性作用，诱发人体产生离子通道病。目前，发病率较高并且研究比较明确的可导致人体离子通道病的生物毒素包括爬行动物毒素、鱼类毒素、昆虫毒素和植物毒素等，人工毒素包括某些临床药品、杀虫剂和农药等。

直丹：那目前在科学界，离子通道病是如何治疗的呢？

云鹤道长：莫要急，听我慢慢说。目前西医对待离子通道病的治疗方式主要是针对离子通道的激活或抑制，也有在研究基于离子通道病的基因治疗方式，但是研究者们主要集中在细胞或者更小的分子层面。

直丹：师父，那道医对于离子通道病是如何治疗的呢？

云鹤道长：首先根据我的研究认为，经络的本质就是离子通道，也就是说离子通道病就是经络病。那么按照治疗经络病的方式就一定可以对治疗离子通道病有效。

直丹：师父，那具体又是如何治疗的呢？

云鹤道长：总体就是运用针灸、点穴、按摩、中药对离子通道病进行治疗。下面我就心律失常这个例子来说明：

心律失常是指心脏冲动的频率、节律、起源部位、传导速度与激动次序的异常。更确切地说，心律失常是一大类离子通道病。而西医关于心律失常的治疗也很有趣，主要分为四类：

Ⅰ类：阻断心肌和心脏传导系统的钠通道，具有膜稳定作用。药物包括奎尼丁、利多卡因和普罗帕酮等。

Ⅱ类：β受体阻滞药，抑制交感神经兴奋所致的起搏电流、钠电流和L—型钙电流增加。药物包括普萘诺尔、阿替洛尔、美托洛尔等。

Ⅲ类：延长动作电位时程药，抑制多种钾电流，药物包括胺碘酮、索他洛尔、溴苄铵、依布替利和多非替利等。

Ⅳ类：钙通道阻滞药，包括维拉帕米和地尔硫卓等。

西药治疗心律失常有一定效果，但副作用较大。这里就显示出来我们道医和中医治疗心律失常的优势了。

直丹：哦，那道医和中医是怎么治疗心律失常的呢？

云鹤道长：主要采用针灸治疗。针灸治疗心律失常基本上是依据循经取穴原则，通过针刺作用，调节经络、脏腑之间阴阳的偏盛偏衰，使之趋于相对平衡而达到治疗心律失常的作用。临床上多取手厥阴心包经、手少阴心经、足太阳膀胱经穴位。举几种典型方法如下：

（1）心律失常通用处方：①内关、三阴交、通里。②主穴：内关、心俞、神门。配穴：巨阙、脾俞、膈俞、足三里、尺泽、丰隆、膻中、肺俞。每次取主穴1~2穴，随症配穴2~3穴。用平补平泻法，每日1次，留针30分钟。7~10天为一疗程。

（2）治疗室上性心动过速：取内关、间使。斜刺 1~1.2 寸，中强度刺激，出现针感后 10~90 秒，心动过速多可停止，并恢复窦性心律。

（3）治疗房颤：用腕踝针，取左侧内关、神门，用 2~6 寸毫针与皮肤呈 30° 角，迅速刺入皮内后，与皮肤平行，缓慢进针。以产生酸、麻、胀、痛为宜。每日或隔日针 1 次，10 天为一疗程，间隔 10~15 天。一般 1~2 疗程起效。

直丹：这太有趣了。反过来说，运用经络的知识治疗离子通道病有效的话，是不是可以间接证明离子通道就是经络的这个观点呢？

云鹤道长：那当然哦。你问了这么多问题，我也问你一个问题：离子通道本身是一个微管的结构，确切来看是位于生物膜上的蛋白孔道。这里，如何把离子通道和经络联系起来认识呢？

宜丹：师父，这个问题确实有点难，希望师父能为我指点迷津。

云鹤道长：这个问题之所以非常重要，就在于我们可以借此理解经络的本质。

我们先复习一下经络的构成：十二经脉、十二经别、奇经八脉、十五络脉、十二经筋、十二皮部等。其中属于经脉方面的，以十二经脉为主，属于络脉方面的，以十五络脉为主。它们纵横交贯，遍布全身，将人体内外、脏腑、肢节联成为一个有机的整体，详细内容参考下表。

表 2　经络表

经　脉			
十二经脉	十二经别	十二经筋	十二皮部
手三阴经	手太阴肺经	手厥阴心包经	手少阴心经
手三阳经	手阳明大肠经	手少阳三焦经	手太阳小肠经
足三阴经	足太阴脾经	足厥阴肝经	足少阴肾经
足三阳经	足阳明胃经	足少阳胆经	足太阳膀胱经

十二经脉 列于左侧首列对应四行。

奇经八脉	督脉	任脉	冲脉	带脉	阴维脉	阳维脉	阴跷脉	阳跷脉

络 脉					
十五络脉	手太阴络脉	手少阴络脉	手厥阴络脉	手太阳络脉	手阳明络脉
	手少阳络脉	足太阳络脉	足少阳络脉	足阳明络脉	足太阴络脉
	足少阴络脉	足厥阴络脉	任脉之络	督脉之络	脾之大络

直丹：道长，从经络的构成看这好像还是一个比较宏观的概念。

云鹤道长：好，那我们再从微观的角度看看，你查一下孙络的概念是指什么？

直丹：道长，书上说孙络是人体中络脉的分支，即络脉中的细小部分。《素问·气穴论》："帝曰：余已知气穴之处，游针之居，愿闻孙络溪谷亦有所应乎？"[1] 王冰注："孙络，小络也，谓络之支别者。"《灵枢·脉度》讲："经脉为里，支而横者为络，络之别者为孙。"加之《灵枢·邪气脏腑病形》中说："十二经脉，三百六十五络，其血气皆上于面而走空窍。"[2] 即人体十二条经脉，365 条（孙）络，它们的血气都向上注于面部而行走于孔窍，同样是输布气血，濡养全身。

云鹤道长：现在我再问你如何理解离子通道与经络？

直丹：好像有一点思路了。经络是分布全身的通路，是离子通道的集合；反过来说，离子通道相互连接共同形成通路从而汇集成为经络。道长，不知道这样理解对不对？

云鹤道长：有进步，你再查查经络的生理功能是什么呢？

直丹：好的。书上说，经络是机体运行全身的炁，联络脏腑肢节、形体官窍，沟通上下内外的通路。经络是经脉与络脉的统称。经者，径也，即经脉是主要的干道与通路；络者，网也，即络脉是网络全身的分支。经络系

---

① 谢华编著.黄帝内经·素问·气穴论.北京：中医古籍出版社，2000：219.

② 谢华编著.黄帝内经·灵枢·邪气脏腑病形.北京：中医古籍出版社，2000：461.

统主要由经脉系统与络脉系统两大部分构成。另外，经络内连脏腑，外络筋肉、皮肤，故《灵枢·海论》称其：“内属于脏腑，外络于肢节。”[①] 经脉可以分为十二正经与奇经八脉两类。十二正经是人体内最主要的经脉，均有一定的起止部位，均按一定规律分布与循行，彼此之间按照一定顺序相互交接，并与内脏有直接的络属关系，是人体内炁血运行的主要通道。奇经八脉有联系、调节十二正经的作用。

云鹤道长：经络的生理功能主要表现在：

（1）运行炁血，如：《灵枢·海论》指出：“夫十二经脉者，内属于腑脏，外络于肢节。”

（2）联络脏腑肢节，沟通上下内外，如：《灵枢·本脏》指出：“经脉者，所以行血炁而营阴阳，濡筋骨，利关节者也。”[②]

（3）营炁行于脉中，卫炁行于脉外，如《素问·缪刺论》所说：“夫邪客于形也，必先舍于皮毛；留而不去，入舍于孙脉；留而不去，入舍于络脉；留而不去，入舍于经脉；内连五脏，散于肠胃。”[③]

（4）感应传导信息，调节机能平衡等方面。

本质上看，经络是分布全身的通路，是离子通道的集合；反过来说，离子通道相互连接共同形成通路从而汇集成为经络。所以说，经络的本质是离子通道（一种成孔蛋白）。

直丹：经络的这些作用，是通过什么途径实现的？

云鹤道长：炁，经络之炁。炁（即离子）通过细胞进入离子通道，也就是进入孙络、浮络、别络、经络。血为炁之母，这一点我在“炁的本质探讨”一文中详细谈到过。在这里，我还要告诉你，毛细血管血液的运行还要依

---

① 谢华编著．黄帝内经·灵枢·海论．北京：中医古籍出版社，2000：590．

② 谢华编著．黄帝内经·灵枢·本脏．北京：中医古籍出版社，2000：628．

③ 谢华编著．黄帝内经·素问·缪刺论．北京：中医古籍出版社，2000：242．

200　太素脉法思维导图

赖炁的作用。

直丹：这一点我就不太明白了，医学书上好像说的是血液的运行依赖于心脏的作用？

云鹤道长：医学书说的没错，心脏把血液从动脉泵出，从静脉又回流至心脏，可以说心脏对于血液的运行是起到决定性作用的。而炁在经络里的运行，则依赖于丹田这个泵。在组织细胞附近，并非所有的毛细血管都是开放的，而孙络又常常与毛细血管相邻。炁在孙络的运行可以帮助毛细血管开放。这也是为什么在毛细血管里血液的运行要依赖炁的运行的原因。

直丹：哦，原来如此，那穴位的本质又是什么？

云鹤道长：穴位是离子管道的连接点，是离子能量沟通内部与外界、平衡体内能量的地方，是吸收能量和释放能量的场所。

直丹：哦，原来外界和我们体内能量的沟通是靠经络的连接点——穴位。道长我还有一个问题没有弄清楚。

云鹤道长：请讲。

直丹：书上讲经络中的炁的运行是有一定时间和方向性的，请问该如何理解的呢？

云鹤道长：经络中的炁运行最早来源于修炼，《黄帝内经》中就有关于炁在经络中运行的时间性和方向性的记载。《灵枢·卫气行》篇云："岁有十二月，日有十二辰，子午为经，卯酉为纬。"[①]《灵枢·五乱》篇说："经脉十二者，以应十二月。十二月者，分为四时。"[②] 意思就是在每一个时辰内，其所对应的经络上之炁会特别兴盛，而该经络所管之脏腑亦较活跃。子午流注图中就清楚地显示了炁在经络中流动的方向与时间。炁在经络里运行，而日月星辰发射的离子又会对人体炁的运行产生作用，这也说明了宇宙中

[①] 谢华编著. 黄帝内经·灵枢·卫气行. 北京：中医古籍出版社，2000：735.

[②] 谢华编著. 黄帝内经·灵枢·五乱. 北京：中医古籍出版社，2000：592.

附录　**201**

天体对人体的影响。

直丹：人体太神奇了，经络太神奇了。道长，我这下有一点明白经络的本质是离子通道这句话了。

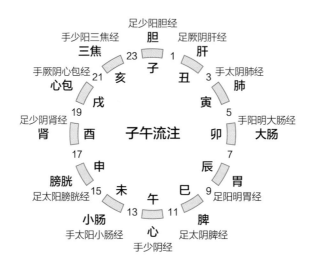

子午流注图

云鹤道长：经络的本质是离子通道还只是在细胞生物学层面的解释，这只是其初步的本质，因此在这个层面是无法把你问的炁的方向性和时间性讲清楚的。在这里，我不妨告诉你，其实经络与炁都是由三魂七魄而统领的，这里又涉及更进一步的理解，在以后的文中我会详细谈到，并且这些都是得到道医印证了的。

直丹：我们的道医真是了不起，非常神奇。

云鹤道长：道医对经络的研究是毋庸置疑的。早在八千年以前，古道教的修炼者就已经发现人体有十二经络，并开始运用经络来调理身体、治病，我们已经对经络进行了几千年的运用。根据生物学家 E. B. Wilson（1856—1939）的观点："一切生物学问题的答案最终都要到细胞中去寻找"，那么人体经络的问题也应该在细胞里面去找。

反过来说，细胞内所携带的信息和功能，在人体上都能得到印证。因此离子通道在人体上的印证就应该是经络。

在这里我们可以展开我们的想象，大胆地透过现象看本质。我认为：经络是一种暂时还无法固定的蛋白结构，就像20世纪60年代之前对细胞骨架缺乏认识一样。也许在未来的某一天，科技工作者会沿着这个思路把细胞内的离子通道和经络结合起来研究就会得到结果。

后 记

　　这本《太素脉法思维导图》是我继《太素经脉医学》之后写的第二本书。"十年磨一剑"，太素脉法本是道门秘传之法，如今著书立说，不免心中忐忑，不知大家对太素脉法所言的脉象能否理解，思索再三，索性再加上思维导图，以便读者学习、吸收，如有只言片语能有助于读者、有助于中医和太素经脉医学，已是万分荣耀。

　　数十年学习的过程中，我有幸遇到了很多老师，若没有这些师长的指引，就没有如今非遗太素脉法的发展与传承，对此我由衷地感激，也深感任重而道远。

　　再次感谢游宗发师父，感谢刘子华老师，感谢贾题韬老师，感谢陈莲笙师父，感谢王家佑老师，感谢田宜超老师，感谢赵学健老师，感谢福生道长。正因为有这些老师，我才能悟出太素脉法的五定、元神思维、太素通中论等等。

　　当年师父喊我"道士下山"，初出茅庐的我，对于太素的传承、教学、非遗的申请，以及出书立说等等，这一切都十分茫然而陌生。有幸的是，我遇到了很多贵人，他们一路指引我走到了现在。

　　感谢世界中医药学会联合会脉象研究专业委员会会长刘炽京，刘会长一直以来对于太素脉法的扶持，对于我的包容，带我走向世界脉法交流的道路。

　　感谢原上海市社科院哲学研究所的所长陈耀庭教授，2009 年春天我在上海为他的夫人治疗腰肌劳损时，他了解到我的太素经脉医学学习经历后，凭他的记忆主动将我们的谈话内容整理成文，一位七十多岁的老人如此厚待于我，让我十分感动。此后，陈耀庭大哥（我的道脉传承师父陈连笙大师的大公子）多次鼓励我出书，给予了我极大的信心。

感谢北京社科院的胡孚琛教授，他在广州体验了我的太素脉法后也对太素脉法给予了高度评价。后来我到北京拜访他，谈到我正在写书，一再叮嘱我："一定要把太素脉法这么好的东西传承出来，让更多的人受益。"

感谢四川省社科院哲学研究所原所长李远国教授（李远国教授与我有相同的三位老师：贾题韬、王家佑、田宜超）。在2017年昆明昆仑文化高峰论坛会议上，李远国教授听了我的发言后，专门告诉我："你这个哪里仅仅是太素脉法呢？你这个完全就是一个医学体系！"并嘱咐我，让我赶快出书，且在会场上找到史原鹏主编，请他帮我编辑，并告诉他说："这本书很有价值。"经商讨最后取名叫《太素医学》，也就是《太素经脉医学》的前身，也就是我出版的第一部书。

感谢柳长华教授。柳长华教授是中国中医科学院教授、原中国医史文献研究所所长。当年我给柳教授汇报时，现场在他手上展示太素脉法的九宫八卦太极定位，说明这脉法的模型是河图洛书，柳教授当场说："这脉法至少有两千年的历史，你要尽快申非遗。"我欣然采纳教授的建议，其实我当时根本就不知道什么是申遗，也不知道国家对这些传承还有保护。再后来开展的申遗工作也得到了柳教授和他的弟子何振中博士诸多的帮助。此外，《太素经脉医学》的经脉二字，也是受到了柳教授的指点。在此深表感谢！

感谢中国道教协会会长李光富，对于太素脉法的发展和支持，李会长时常叮嘱我要重视道医的培养，道教传承要积极培养年轻一代力量。

感谢陈珂如老师，不遗余力从各方面对于太素脉法传承基地的帮助与支持。

感谢四川大学的詹石窗教授，给予太素经脉医学的道家文化方面的点拨。

感谢四川大学的盖建民教授，对于太素脉法、太素通中论的诸多建议，无论是《太素经脉医学》，还是《太素脉法思维导图》，都离不开盖教授的指点。

感谢各位学者、教授，盖建民教授、张其成教授、臧福科教授、严隽陶教授、齐向华教授、韩志刚教授、夏隆江博士、刘炽京会长、孙永章会长、韩永刚博士、刘志荣教授，对于《太素脉法思维导图》的肯定和推荐，我出身民间中医，何德何能得到如此多专家的肯定，甚为荣幸，亦为感动，再一次深切感到自己所传承的重担。

感谢中医古籍出版社李淳社长对本书出版编辑的全力支持，在杨淑媛和吴頔两位老师的悉心指导下，本书得以顺利出版。

感谢民政部养老服务司王辉司长，与我们共同讨论太素学堂校训，并根据道家医学以医济世、以医弘道的文化根基和传承精神，为太素学堂提炼出"太素脉法，道济天下"的校训。感谢联合国总部大会部同传高翻季晨先生，将校训翻译为"Chinese Taisu Sphygmology, Succour to the World"，以雅致的英文表现出中文的深刻含义，使太素脉法能够更为精准地向世界传播。

感谢张兴发师兄长期以来对我的支持。张师兄是道士中的博士，博士中的道士。我经常带着弟子们倾听他的讲课：无论是对党的政策深刻到位的理解，还是对道教医学、道教丹道的深刻掌握，每次都让我们受益匪浅。从《太素经脉医学》到《太素脉法思维导图》付梓，都离不开师兄一直以来的鼎力支持。

感谢太素师承班的同学，太素脉法之前都是道门秘传，如今开班授课，起初有很多不成熟的地方，但由于同学们的学习和提问，教学相长的过程，促使我对很多问题更加系统地去思考，使太素脉法独特的教学方法得到实践的认证，对于很多脉象的描述也更符合教学方式。

感谢弟子岳翔南（非遗太素脉法市级传承人）多年来对于太素脉法的发展的付出，对于太素堂多年来勤勤恳恳的工作与支持。

感谢我的课程助手弟子王静、向永国、宋维健、薛中华、秦占发、余兆成、关恪盟、杨莉萍、朱慧等等。

感谢钦赐仰殿住持丁常云师兄，上海弟子陈志刚，杭州弟子潘罗仪，北京弟子何玲、林曦、秦占发、关恪盟、郭旭，深圳弟子李家辉、卫文林长年以来提供教学场所。

感谢弟子董建华、崔天齐、张征、姜惠萍、王晟、时群、高海声、苏倩、潘暾、刘一莀、袁也对于课程的支持。

感谢弟子刘玉超、吕强的默默付出。

感谢弟子王静在招生统筹上的耐心付出，辛勤的工作和无悔的支持。

感谢弟子陈文婷对于书稿内容搜集编辑整理等等。

感谢广元市非遗中心杨谦、舒敏、龚赵国等等，当年申遗前筹备工作，临近过年了，杨谦主任仍旧带着团队下乡考察，为了太素脉法的申遗尽心尽力，我内心十分感激。

感谢四川省民宗局、广元市民宗局、剑阁县民宗局、四川省道教协会、成都市道教协会、广元市道教协会的各位领导给予的支持和关心。

最后要特别感谢我的夫人，无论是工作上还是生活上给予我的帮助和支持。

道门太素脉法博大精深，我也只能以此书抛砖引玉，希望道家文化和中华医学能以它们独特的魅力吸引更多人才的加入，蓬勃发展。

2023 年 3 月于剑阁普安镇